Loni Liebermann und Andrea Bilger

T´ai Chi Ch´uan Übungsbuch

Ryvellus
bei Neue Erde

3. Auflage 2003

Titelgestaltung: Leo 58, Melanie u. Andreas v. Mendel, München
Lektorat: Holm v. Egidy
Layout & Tafelgestaltung: Claudia Bäuerle
Druck: LFA-Printers, Hong Kong
Printed in China

ISBN 3-89060-424-2

Widmung

Für all die unbekannten T´ai Chi-Übenden, die seit Jahrhunderten durch ihre aktive Teilnahme und ihre Begeisterung, durch stetiges Bemühen und Suchen wesentlich dazu beigetragen haben, diese kostbare Tradition in ihrer Substanz lebendig zu erhalten.

Inhaltsverzeichnis

Einführung

Faszination, gemischt mit ein wenig Befremdung - diesen Eindruck ruft häufig ein erster, manchmal beiläufiger Kontakt mit T´ai Chi Ch´uan hervor. Der fließende Rhythmus der Bewegungen, die Konzentration und zugleich Ruhe und Sanftheit ausstrahlen, scheint ein Geheimnis zu bergen. Vielleicht haben diese fremdartigen Bewegungen sogar ein merkwürdiges Gefühl der Vertrautheit in Ihnen hervorgerufen, den spontanen Eindruck, daß auch Sie sich darin „zu Hause" fühlen könnten, so daß Ihr Interesse oder auch Ihre Neugierde geweckt wurde und damit der Wunsch, T´ai Chi zu erlernen. Vielleicht erwuchs dieser Wunsch auch aus der Unzufriedenheit mit diversen Gymnastikprogrammen oder Sportarten, die Sie durchprobiert haben. Deren einseitige Orientierung an der körperlichen "Fitness" erschien Ihnen auf längere Sicht u.U. unbefriedigend. Womöglich haben diese Sportarten und –techniken sogar zu Gelenkverschleiß und anderen Schäden geführt. T´ai Chi wirkt nicht nur positiv auf die Muskulatur, die Sehnen, das Bindegewebe und die Gelenke, es hat auch einen ausgleichenden Einfluß auf die Organe und ist eine wunderbare Übungsform, um Körper und Geist in Einklang zu bringen und beides harmonisch zu entfalten.

T´ai Chi Ch´uan (häufig auch kurz T´ai Chi genannt) ist eine chinesische Bewegungskunst, die auf einer jahrtausende alten Tradition beruht. Es unterscheidet sich wesentlich von Gymnastikprogrammen, denn T´ai Chi zu können, heißt nicht nur, den äußeren Bewegungsablauf zu beherrschen. Werden die Bewegungen achtsam und meditativ ausgeführt, aktivieren sie eine innere Bewegung, ein Strömen von vitaler Energie, die die Chinesen Qi nennen. Auf japanisch wird sie Ki genannt, in Indien heißt sie Prana.

Da der Bewegungsablauf im T´ai Chi - die sogenannte Form - so zusammengestellt ist, daß Ruhe und Bewegung des Geistes und des Körpers gleichermaßen geübt werden, kann die universelle Lebenskraft Qi den Körper harmonisieren.

Neben diesem gesundheitlichen Aspekt kann Qi in einem fortgeschrittenen Stadium auch martial, d.h. im Sinn einer Kampfkunst eingesetzt werden. Der dritte, meditativ ausgerichtete Aspekt zeigt den Weg der geistigen Schulung vor dem Hintergrund daoistischer Philosophie.

Dieses Buch möchte Ihnen anhand einer präzisen, nachvollziehbaren und vergleichsweise leicht nachzuübenden Anleitung eine Basis vermitteln, die Ihnen den Zugang zu einem tieferen Verständnis erleichtert.

Alle Beschreibungen der T´ai Chi-Form leiden an dem Problem, daß ein Nacheinander der Worte in eine Gleichzeitigkeit der Bewegungen zurückgeführt werden muß. Um diese und andere Schwierigkeiten (z.B. die der spiegelbildlichen Abbildung) zu vermeiden, haben die Autorinnen den Weg einer ausführlichen zeichnerischen Darstellung mit Vorder- und Rückansicht gewählt.

Die hier wiedergegebene Kurzform wurde von Großmeister Cheng Man-ch´ing (1900 - 1975) auf der Grundlage des Yang-Stils entwickelt. Sie stellt eine der im Westen am häufigsten gelehrten T´ai Chi-Formen dar.

Möge es Ihnen gelingen, mit Hilfe dieses Buches und eines fähigen Lehrers oder Lehrerin Bewegung, daoistische Lebenskunst und Philosophie zu einer ganzheitlichen Erfahrung zusammenwachsen zu lassen.

Teil 1

Zu den Grundlagen des T´ai Chi Ch´uan

Zur Geschichte des T´ai Chi Ch´uan

Die Wurzeln des T´ai Chi Ch´uan liegen in einer sehr alten Tradition von daoistischen Atem- und Bewegungsübungen, die das Ziel hatten, das Qi, d.h. die Energie des Menschen zu nähren, zu pflegen und zu kultivieren. Viele Legenden ranken sich um die Entstehung des T´ai Chi Ch´uan. So besagt eine, daß der daoistische Mönch Chang San-feng (15. Jrh.) durch einen Traum zur Entwicklung des T´ai Chi Ch´uan inspiriert wurde. Andere führen sie auf einen Alchimisten des gleichen Namens aus dem 12. Jahrhundert zurück.

Doch das, was wir heute unter T´ai Chi verstehen, wurde wahrscheinlich ca. 1660 zu Beginn der Qin-Dynastie von Chen Wang-Ting entwickelt. Gegen Ende der Ming-Dynastie (1644) führte er zivile Truppen an, die die Provinz Wen erfolgreich gegen angreifende Banditen verteidigten. Nach dem Sturz der Ming-Dynastie zog sich Chen Wang-Ting, beeinflußt vom Daoismus, von der Gesellschaft zurück. Er entwickelte T´ai Chi Ch´uan indem er Techniken anderer Kampfkunstschulen mit den Elementen des Daoyin (Gesundheitsübungen zur Entwicklung interner Energie) und Tuna (Atemtechniken) zu einer neuartigen Einheit verband. Diese wohl älteste Richtung des T´ai Chi trägt nach seinem Begründer den Namen Chen-Stil.

Über viele Generationen wurde T´ai Chi nur innerhalb der Familien oder an einen kleinen, auserwählten Kreis weitergereicht. Yang Lu-Ch´an (1799-1872) brach mit dieser Tradition und unterrichtete einen größeren Schülerkreis. Seine Form wurde von seinen Nachfolgern variiert und ist als Yang-Stil heute in China am meisten verbreitet. Er wird in verschiedenen Längen gelehrt: z.B.

die Lange Yang-Form mit 103 Figuren, die auf Yang Cheng-Fu (1883-1936) zurückgeht oder die sog. Peking-Form mit 24 Stellungen.

Großmeister Cheng Man-ch´ing (1900-1975) entwickelte auf der Basis des Yang-Stils die hier vorgestellte Form. Sie verzichtet auf einige Wiederholungen und Varianten und enthält doch alle Vorzüge dieses Stils: die harmonische Verbindung von entspannt ausgeführten, gleichmäßig und ruhig fließenden Bewegungen, die Sanftheit und Spannkraft, Ruhe und Energie in sich vereinigen.

Außer dem Chen- und dem Yang-Stil haben der Wu- und der Sun-Stil auch eine gewisse Verbreitung gefunden.

Für alle Stile gibt es neben der Soloform Partner- und Waffenformen (für Schwert, Stock, Fächer, Säbel und Speer), die nicht Thema dieses Buches sind. Partnerformen und -übungen, wie Tui Shou, auch Push-Hands genannt, oder Ta-Lu sind von Bedeutung, wenn man T´ai Chi zur Selbstverteidigung trainieren und einsetzen will. Sie dienen aber auch dazu, ein Gefühl für das Qi eines Partners, bzw. Gegners zu entwickeln und die Wechselwirkung mit dem eigenen Qi kennenzulernen.

Der Daoismus

Der Daoismus umfaßt sowohl magische Wissenschaft, Kosmologie, Alchemie, volkstümliche Strömungen, körperliche Übungen zur Behandlung von Krankheiten und zur Stärkung der Lebenskraft, als auch Philosophie, Poesie und Mystik. Die ersten schriftlichen Aufzeichnungen gehen auf seinen mythischen Begründer, Huang Ti, den Gelben Kaiser (2697-2597 v.Chr.), bzw. seinen Arzt, zurück. Lao-tse, auch Laozi oder Lao Tzu geschrieben, ist der im Westen bekannteste Philosoph dieser Geistesströmung. Sein uns überliefertes Werk von 81 Versen vermittelt die zeitlose Essenz dieser Weisheitslehre. Manche Abschnitte lesen sich wie Leitmotive für T´ai Chi. So z.B. der erste Teil des 78. Spruchs:

> In der Welt gibt es Schmiegsameres und Zarteres
> Nicht als das Wasser.
> Aber im Angreifen des Harten und Starren
> Gibt es nichts, was es übertreffen könnte.
> Es gibt nichts, wodurch es zu ersetzen wäre.
>
> (Lao-tse: Tao-te-king, zitiert nach der Übersetzung von Erwin Rousselle)

Der Daoismus betrachtet die Welt als einen Organismus, der sich in einem ständigen Wechsel und Wandel selbst erneuert. Er kennt keine von außen wirkende Kraft oder Gottheit, sondern sieht ein den Wesen und Dingen innewohnendes Prinzip, das sich im Zusammenspiel der Gegensätze erschafft. Seine Vorstellung von der Welt als einem kosmischen Gewebe, bei dem wir nur die Erscheinungsformen und nicht die Dinge selbst sehen, deckt sich auf erstaunliche Weise mit den Forschungsergebnissen der modernen Physik.

Die mystische Grundorientierung des Daoismus zeigt sich in seinem Vertrauen in die Intuition, in der Betonung der Individualität und der Liebe zur Natur. So, wie weiches Wasser den harten Stein aushöhlt, so zieht er Nachgeben dem aktiven Eingriff vor: Handeln durch Nichthandeln. Mit diesem Nicht-Handeln (chin. „wu-wei") ist eine Lebensweise gemeint, die ihre Handlungsimpulse aus der Beobachtung der Natur und des Naturgeschehens schöpft und aus der Einfühlung in den „Weg des Himmels, der Erde und des Menschen". Berechnendes Verhalten, das auf den eigenen Vorteil bedacht ist, gilt es zu meiden. Die geistige Grundhaltung des Sich-Öffnens für die Erscheinungsformen der Welt, die uns umgibt, findet auf der körperlichen Ebene ihre Entsprechung in einer gelösten Haltung, die den gesamten Körper für unsere inneren und die uns umhüllenden Energien durchlässig macht.

T´ai Chi, gut ausgeführt, ist wesentlich bestimmt von dieser Körper- und Geisteshaltung einer gelösten Offenheit. Manchmal wirkt fortgeschrittenes T´ai Chi - das gilt in besonderem Maß für den hier vorgestellten Yang-Stil - aus diesem Grund fast schlicht und geradezu „beiläufig", doch es zeigt sich eben darin in seiner höchsten Vollkommenheit. Schwungvolles oder ballettartig elegantes T´ai Chi zeugen eher von Mittelmäßigkeit.

Die Bewegungen des T´ai Chi können bei dem, der sie ausübt, ein wunderbares Gefühl von Schönheit erzeugen - die Schattenseite dieses Gefühls ist, daß es zu einer narzistischen Selbstbespiegelung verleiten kann. Dies ist eine Entwicklungsstufe, die bei manchen relativ fortgeschrittenen T´ai Chi-Übenden zu beobachten ist und im Widerspruch zu dem daoistischen Gedanken der Vollendung des Selbst durch Selbstlosigkeit steht.

Über Jahrtausende wuchs so in China eine bis heute lebendige Tradition der Meditation ohne oder mit Bewegung z.B. T´ai Chi Ch´uan - und eine Kultur der Körper- und der Energiepflege, die Körper und Geist so miteinander verbindet, daß sie sich wechselseitig fördern. In den vielfältigen Ausprägungen und Schulen des Daoismus wurden auch Praktiken entwickelt, um über natürliche körperliche Bedürfnisse wie z.B. Nahrungsaufnahme, Sexualität oder Freude an der Bewegung, spirituelles Wachstum anzuregen. Während unsere westliche Philosophie und monotheistische, christliche Religion eher von einer Geringschätzung und Ablehnung des Körpers und seiner

Bedürfnisse geprägt sind, weist uns der Daoismus einen auf das Diesseits ausgerichteten Weg, Harmonie mit uns selbst und der Natur zu finden und entsprechend unserer wahren Natur zu leben und zu handeln.

Yin und Yang

Das alte Bildschriftzeichen für Yin und Yang bezeichnet ursprünglich die Schattenseite (Yin) und die Lichtseite (Yang) eines Erdhügels. Die Begriffe Yin und Yang beziehen sich also nicht auf den Gegenstand selbst, sondern auf seine Erscheinungsform. Dieser für die chinesische Denkart charakteristische Unterschied ist von großer Bedeutung für das Verständnis. Was wir wahrnehmen können, ist nur die sich wandelnde Erscheinung der Dinge. So war es z.B. für die chinesische Medizin nie wichtig, ein den blutführenden Adern vergleichbares, sichtbares Meridiannetz zu finden. Die Meridian-Leitbahnen mit ihren Akupunkturpunkten sind subjektiv erfahrbar und wirksam. Der subjektive Weg der Erkenntnis, der die Erscheinung den Dingen vorordnet, hat in diesem Bereich deutlich gezeigt, daß er zu konkreten Ergebnissen führen kann. Die westliche Wissenschaft versucht nun, mit ihren Methoden Modelle zu entwickeln, die diese meßbaren Phänomene deuten und erklären.

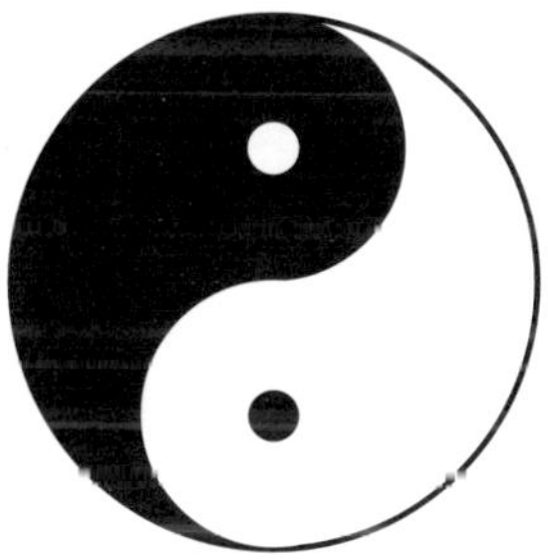

Das Symbol des T´ai Chi, d.h. des „Höchsten Letzten"
ist Ausdruck des daoistischen Grundgedankens

Der Name T´ai Chi Ch´uan setzt sich zusammen aus T´ai Chi, d.h. das

Höchste, Letzte, und Ch´uan für Hand oder Faust. So ergibt sich für T´ai Chi Ch´uan die Bedeutung: durch die Hand oder Faust zur höchsten Einsicht gelangen.

Das T´ai Chi-Zeichen selbst, Symbol des Daoismus, versinnbildlicht die Wandlung der Erscheinungsformen auf eine wunderbar klare, kulturübergreifend verständliche Art und Weise. Entsprechend der Philosophie Hegels könnte man es als These - Antithese - Synthese interpretieren, d.h. das Gegensatzpaar von Yin (dunkel) und Yang (hell) fügt sich hier in dynamischer Weise zu einem Ganzen zusammen, das mehr ist, als die Summe seiner Teile.

Das Symbol bezieht sich in seiner Bildlichkeit auf die Wandlungsphasen des Mondes: den hellen Vollmond am Nachthimmel und als anderes Extrem die der Erde zugewandte Schattenseite des Mondes vor der hellen Sonnenscheibe. Die Dynamik der Wandlung ist zum einen durch die Form der Teile dargestellt, zum anderen dadurch, daß der Yang-Teil einen Yin-Kern in sich trägt und umgekehrt. Hat das Yang seinen Höhepunkt erreicht, so zieht es sich zugunsten von Yin zurück. Auf diese Weise vollzieht sich ein kosmischer Prozeß des Ausgleichs der Extreme und eine sich ständig erneuernde Einheit.

Versuchen Sie, wenn Sie T´ai Chi üben, die Verbundenheit mit diesem Prozeß wirken zu lassen! Wenn z.B. das Körpergewicht von einem Bein auf das andere übertragen wird, so bedeutet dies, daß das ungewichtete Yin-Bein das Gewicht passiv übernimmt und damit Energie speichert. Der Wendepunkt von Yin und Yang ist erst erreicht, sobald dieses Bein das Körpergewicht vollständig übernommen hat, wenn also der innere Yang-Kern so angewachsen ist, daß er die Führung übernimmt und die Bewegung zurückfließt. Das gleiche Prinzip ließe sich auch am Beispiel der Ein- und Ausatmung oder der Energieverdichtung und -ausstrahlung darstellen (siehe Sondertafeln).

Häufig werden Yin und Yang mit starren Zuordnungen wie männlich, hell, stark, hart, Himmel, außen,... für Yang und weiblich, dunkel, schwach, weich, Erde, innen,... für Yin versehen. Das T´ai Chi-Symbol weist durch das Prinzip des Wandels weit über diesen Dualismus hinaus.

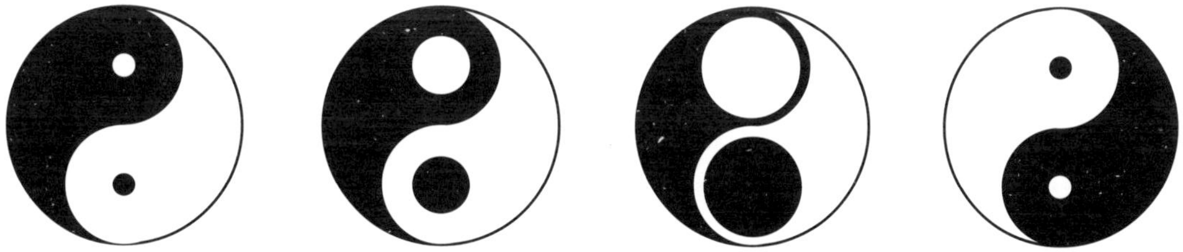

Zeichenerklärung

Eine komplexere Darstellung des Yin-Yang-Prinzips berücksichtigt, daß sich während der Bewegung das Yang-Potential im Yin verändert und umgekehrt. Das bedeutet z. B., daß im „leeren" Bein (Yin) die Bereitschaft wächst, eine aktive Rolle (Yang) zu übernehmen.

Qi

Nach chinesischer Vorstellung sind Himmel und Erde erfüllt von Qi und kein Wesen könnte ohne Qi existieren. Für den Begriff Qi (auch Ch´i geschrieben), der meist mit Lebensenergie übersetzt wird, gibt es in unserer Vorstellungswelt keine exakte Entsprechung. Chinesische Schriftzeichen sind nicht nur abstrakte Chiffren, sondern sie umfassen einen ganzen Komplex an Vorstellungen. So besteht das heute gebräuchliche Zeichen für Qi aus „Reis" und darüber „fliegen" bzw. „Dampf" und vereinigt damit in einem Bild sowohl den materiellen Aspekt der lebensspendenden Nahrung und der konkreten Form, als auch den der freien Bewegung und der Nicht-Form.

Der Begriff Qi wird im Westen meist als Oberbegriff für alle Formen der Energie benutzt: von der rein körperlichen bis zur abstrakten Ebene. Traditionell unterscheidet man zwischen dem „Qi des früheren Himmels" und dem „Qi des späteren Himmels". Mit ersterem ist unsere genetische und körperliche Entwicklung bis zur Geburt gemeint und unsere individuelle Erbsubstanz. Dieses Qi des früheren Himmels schafft die Basis für das Qi des späteren Himmels, d.h. für alle körperlichen Prozesse nach der Geburt. So nehmen wir z.B. über die Nahrung, die Luft oder das Licht Energie auf, mit Hilfe der Organe eignet sich der Körper diese Energie an und wandelt sie um in körpereigene Energie. Das so „erworbene Qi" verbindet sich mit dem angeborenen und sorgt für unsere geistige und körperliche Vitalität.

Nach einer anderen daoistischen Einteilung unterscheidet man drei Formen von Qi: Jing, Qi und Shen - Vitalität, Energie und Belebender Geist. Thomas

Cleary beschreibt sie in seinem Buch „Die Drei Schätze des Dao“ (S. 7):

> Die Vitalität wird auf der geistigen Ebene mit Kreativität assoziiert, auf der konkreten mit Sexualität; die Energie wird auf der geistigen Ebene mit Bewegung, Hitze und Macht verbunden, auf der konkreten mit Atem, Magnetismus und Körperkraft; der Belebende Geist auf der geistigen Ebene mit der Essenz von Geist und Bewußtsein, auf der konkreten mit Denken und Reflexion. Diese drei zentralen Elemente stehen in Wechselwirkung miteinander, und die Qualität und relative Stärke der einzelnen Elemente hat einen direkten Einfluß auf das geistige und körperliche Wohlbefinden eines Menschen.

T´ai Chi ist eine sehr gute Möglichkeit, Kontakt mit dem eigenen Qi aufzunehmen und das Qi wahrzunehmen, das uns umgibt, und es ist eine hervorragende Methode den Qi-Fluß zu intensivieren und zu lernen, wie man ihn lenken kann. Nicht der Schwierigkeitsgrad einer Form garantiert eine große Wirkung - diese kann sich am besten entfalten, wenn Sie die Bewegungen ohne Leistungsdruck, körperlich und psychisch entspannt ausführen. Ein kurzer Bewegungsabschnitt, den Sie über einen längeren Zeitabschnitt vertiefen, hat eine stärkere Wirkung, als die mühsam beherrschte Choreographie einer langen Form.

Jenseits aller Spekulationen kann Qi von jedem erfahren werden, vorausgesetzt, man übt mit Achtsamkeit und Ausdauer. Viele Lehrerinnen und Lehrer vertreten die Meinung, daß es nötig ist, zuerst den gesamten äußeren Ablauf der Form zu erlernen, um dann in einem weiteren Schritt mit dem inneren Energiefluß zu arbeiten. Es ist jedoch für viele T´ai Chi Schüler befriedigender, die Bewegungen zu erlernen, wenn sie die innere Logik, die mit dem Qi-Strom zusammenhängt, möglichst bald mit der äußeren Bewegung verbinden können.

Um einen ersten Bezug zu Ihrem Qi zu finden, können Sie die folgende Übungsreihe Schritt für Schritt üben. Gehen Sie immer erst dann weiter, wenn Sie eine deutliche innere Bewegung wahrnehmen - das kann Tage, aber auch Wochen dauern.

1. Schritt

Die Übung wird im Stehen ausgeführt, die Arme hängen locker neben dem Körper und der Abstand zwischen den Füßen beträgt Schulterbreite. Der

Körper wird mit der geringstmöglichen Muskelspannung aufrecht gehalten, das Becken ein wenig nach vorne eingerollt, kein Gelenk der Arme oder Beine ist völlig durchgestreckt, d.h. die Gelenke sind „gerundet".
Heben Sie nun die fast gestreckten Arme in einem Bogen seitlich neben dem Körper bis auf Scheitelhöhe hoch. Stellen Sie sich vor, ein Faden, der am höchsten Punkt Ihres Scheitels befestigt ist, streckt Ihre Wirbelsäule so, daß sich der Abstand zwischen den Wirbeln vergrößert. Bleiben Sie einige Atemzüge in dieser Haltung. Mit der Ausatmung lassen Sie die Arme sinken, die Abstände zwischen den Wirbeln verkleinern sich wieder.
Wiederholen Sie diese Übung, bis Sie ein deutliches Gefühl des Strömens in den Armen wahrnehmen.

2. Schritt
Mit der Einatmung dehnen Sie die Wirbelsäule wie in der vorangegangenen Übung, die Arme jedoch bewegen Sie nur noch in der Vorstellung nach oben. Mit der darauffolgenden Ausatmung sinken die Wirbel und - in der Vorstellung - auch die Arme nach unten ab. Um zum nächsten Schritt weiterzugehen, sollte das innere Strömen deutlich wahrgenommen werden, ähnlich wie im ersten Schritt.

3. Schritt
Mit der Einatmung vergrößert sich jetzt nur noch der Abstand zwischen den Wirbeln, mit der Ausatmung verringert er sich. Die Einatmung verbindet sich mit einem nach oben gerichteten Energiestrom, die Ausatmung mit einem abwärtsgerichteten.

4. Schritt
Erweitern Sie den aufsteigenden Qi-Fluß, indem Sie sich vorstellen, Sie würden über die Füße einatmen. Bei der Ausatmung lassen Sie Qi frei verströmen. Versuchen Sie wahrzunehmen, wie und wohin das Qi fließt. Wenn Sie mit Geduld und Ausdauer üben, wird Ihr Körper immer durchlässiger für diesen Energiestrom.
So, wie Sie über die Füße eingeatmet haben, können Sie auch über die Hände einatmen, bzw. die Übungen kombinieren.

Natürlich sträubt sich zunächst der Verstand gegen die Vorstellung, über etwas anderes als die Nase einzuatmen, doch wenn Sie die Übungsreihe Stufe für Stufe durchgehen, werden Sie nachvollziehen können, was mit den Worten wie „über die Füße und Hände einatmen" gemeint ist.

Es ist vergleichsweise leicht, über die Atmung Zugang zum inneren Energiefluß zu bekommen und ihn anzuregen. Der Qi-Strom ist jedoch nicht zwingend an den Atemrhythmus gekoppelt. Um diese Verbindung aufzulockern, sollten Sie versuchen, sich über mehrere Atemzüge hinweg ganz auf Qi-Aufnahme einzustellen, um dann für mehrere Atemzüge Qi frei verströmen zu lassen.

T´ai Chi und Alltag

Wenn wir T´ai Chi nach den hier vorgestellten Prinzipien üben (s. „Grundsätzliches zur Körperhaltung" und die Zitate in den Übungstafeln), dann trainieren wir damit Verhaltens- und Bewegungsformen ein. Dies führt dazu, daß wir auch im Alltag zunehmend entspannter und gelöster werden, die körperliche und geistige Aufnahmefähigkeit vergrößert sich, ein angeregter Energiefluß steigert die Abwehrkräfte des Körpers und innere Stabilität verbindet sich mit Flexibilität.

Es erfordert jedoch etwas Ausdauer und Geduld mit sich selbst, um die erste Hürde des Erlernens - zumindest eines Teilabschnitts - der Form zu überwinden. Als Anfänger läßt man sich sehr leicht durch T´ai Chi-Vorführungen beeindrucken, die von großer Gelenkigkeit zeugen, sehr kraftvoll wirken und häufig in einem sehr breiten und tiefen Stand ausgeführt werden. Artistisches Können ist jedoch keineswegs ein Garant oder Voraussetzung für gutes T´ai Chi. Viele Anfänger blockieren den inneren Energiefluß durch zu hohe Ansprüche und Erwartungen an sich selbst.

Einer der Zentralbegriffe des T´ai Chi, den man sich deshalb immer wieder - und nicht nur während man die Form übt - ins Bewußtsein rufen sollte, ist „Shoong". Das ist der chinesische Ausdruck für loslassen, entspannen, auch nachgeben und aufgeben. Nicht Gleichgültigkeit, Nachlässigkeit, Abbrechen von Bindungen ist damit gemeint, sondern die körperliche und geistige Haltung einer gelassenen Offenheit. Diese innere Einstellung verhindert die Kultivierung des eigenen Ego und macht uns statt dessen frei, den Pulsschlag von Himmel und Erde wahrzunehmen. Lao-tse sagt dazu (im 43. Spruch):

Der Himmel ist ewig und die Erde dauernd.
Sie sind dauernd und ewig,
weil sie sich nicht selber leben.
Deshalb können sie ewig leben.

Also auch der Berufene:
Er setzt sein Selbst hintan,
und sein Selbst kommt voran.
Er entäußert sich seines Selbst,
und sein Selbst bleibt erhalten.
Ist es nicht also:
Weil er nichts Eigenes will,
darum wird sein Eigenes vollendet ?

(zitiert nach Lao-tse: Tao-te-king, übersetzt von Richard Wilhelm)

Natürlich gibt es viele kleine, praktische Übungen, die sich sinnvoll in den Alltag integrieren lassen (s. nachfolgende Kapitel), doch sollten wir uns davor hüten, jede Pause, die sich z.B. durch Wartezeiten ergibt, mit einem kleinen Fitnessprogramm aufzufüllen. Die gesundheits- und lebensgefährdenden Feinde, die uns heute am meisten bedrohen, heißen Hektik, Streß, schlechte Angewohnheiten, Überreizung mit optischen und akustischen Eindrücken, aber auch Isolation und unverdaute Ängste. Das wichtigste „Trainingsprogramm" im Alltag ist deshalb Shoong. Es kann sowohl für den Körper, als auch für die Psyche geübt werden und hilft uns, jene Form von entspannter Präsenz zu entwickeln, die im T´ai Chi von so besonderer Bedeutung ist.

Teil 2

Die Praxis des T´ai Chi Ch´uan

Grundsätzliches zur Körperhaltung

Diese Körperhaltung ist nicht nur die Voraussetzung für das Üben einer T´ai Chi-Form, sie ist auch eine natürliche Basis für jede Art von Bewegung.

aufmerksam
sanft und rund
loslassen

Die Übung der Aufmerksamkeit und des Loslassens im weitesten Sinne bereitet den Weg, auf dem sich eine Weiterentwicklung vollziehen kann.

Die geringstmögliche Muskelspannung erspüren, gedankliche Anspannung lösen

Entspannung ist ein Prozeß, kein Zustand!
Spannungen immer wieder mit der erforderlichen Geduld aufspüren, bis der Körper schließlich auch in tieferen Schichten entspannen kann.

Verwurzeln

Mit Hilfe der Vorstellung Gewicht zwischen kleinem und großem Fußballen in den Boden hineingeben (Energiepunkt Yung-Chuan, d.h. Sprudelnder Quell, s. Zeichnung)

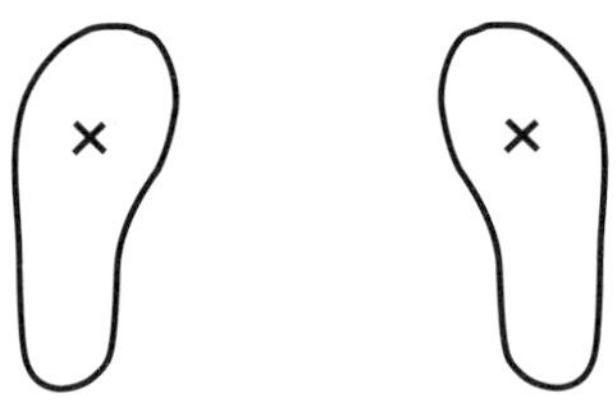

Durch diesen Energiepunkt strömt die aufsteigende Erdkraft (Yin-Energie) in den Körper ein. Je mehr das Gewicht mittels Entspannung in den Boden hineingegeben wird, desto fester wird die Verwurzelung verankert sein.

Alle Gelenke sanft runden und damit öffnen, so daß Qi ungehindert fließen kann

Das Becken hängt - ein am Steißbein befestigtes imaginäres Gewicht zieht in Richtung Kniekehle

Im Steißbein befindet sich ein wichtiges Energiezentrum (Chang-Chiang). Von hier aus wird Qi durch den Rückenkanal nach oben gepumpt. Durch das „hängende" Becken kann sich der Raum zwischen den Wirbeln entspannen, so daß die Energie frei hindurchfließen kann.

Den Rücken entspannen und trotzdem gerade halten

Durch eine entspannte, leichte Dehnung der Wirbelsäule, die vom Taillenbereich ausgeht, richtet sich der Rücken sanft nach oben auf. Dabei ist zu beachten, daß zwischen den Schulterblättern eine leichte Rundung erhalten bleibt („Schildkrötenrücken"). Ein leichter Zug nach unten mit Hilfe der Schwerkraft läßt das Becken hängen und die Lendenwirbel bzw. Steißbeinwirbel „lang" werden.

Kinn anziehen, bis der Nacken die gerade Verlängerung der Wirbelsäule bildet

Die Einflussstelle der Wirbelsäule in die Schädelbasis bildet wiederum ein wichtiges Energiezentrum (Yu-Chen). Von hier aus wird das Qi weiter bis zum höchsten Punkt unter dem Scheitel gepumpt. Indem das Kinn sanft angezogen wird, bleibt die Nacken- und Schädelbasispartie „geöffnet".

Am höchsten Punkt des Scheitels „an einem Faden hängen"

Diese Haltung entlastet den Körper und erzeugt ein Gefühl von Leichtigkeit. Sie entspannt zusätzlich und fördert die Durchströmung mit Qi. Der Scheitelpunkt (Bai-Hui) - das Energiezentrum, durch das die sinkende Himmelskraft (Yang-Energie) in den Körper einfließt - wird geöffnet und aktiviert.

Gesichtsmuskeln entspannen

Augen und Stirn sanft werden lassen, Kiefer lockern, Zähne nicht aufeinanderbeißen.

Zungenspitze leicht an den Gaumen hinter den oberen Schneidezähnen anlegen und Zungenwurzel entspannen

Bei dieser Haltung fungiert die Zunge als Brücke, um die durch den Rücken und Kopf fließende Energie an der Vorderseite des Körpers wieder zurück ins Tan Tien (s. letzter Punkt) stömen zu lassen. So kann schließlich ein geschlossener Kreislauf entstehen, der den gesamten Körper nährt und stärkt, der sog. Kleine Himmelskreislauf.

Schultern locker lassen

Der Schulterbereich ist eine Zentralstelle, in der sich oft Spannungen häufen. Durch immer tiefergehendes Entspannen der Schultern bleibt der Energiefluß zum Kopf frei und dadurch verschwinden oft Kopfschmerz, Migräne, steifer Nacken, Schulterschmerzen, usw. Aber auch Spannungen im Magen-, Bauch- und Beckenbereich können sich von hier aus lösen. Durch Loslassen der Schultern wird der Atem tiefer und ruhiger und Qi kann sich im Tan Tien (s.u.) sammeln und aufsteigen.

Arme runden und bis in alle Fingergelenke hinein entspannen

So kann Qi ungehindert fließen.

Ellebogen locker ein wenig nach außen drehen

Es besteht eine Verbindung zwischen Ellebogen und Rücken. Sind die Ellebogen sanft nach außen gedreht, läßt sich vor allem der Mittelrücken leichter entspannen. Dabei sollten die Ellebogen keinesfalls hochgezogen werden, da sonst wieder Spannung in der Schulter entsteht.

Raum unter den Achseln lassen

Durch das Gefühl, ein weiches Luftkissen in den Achselhöhlen zu haben, kann das Qi ohne Hindernis in die Arme strömen.

Brustbein sanft und leicht einsinken lassen

Sonnengeflecht und Zwerchfell entspannen

Brustbein und Sonnengeflecht sind Sitz wichtiger Emotionspunkte. Durch bewußtes Entspannen in diesem Bereich können sich Blockaden lösen und die Energie kann sich in diesen wichtigen Strahlungszentren entwickeln und frei hindurchfließen.

Aufmerksamkeit ins Tan Tien lenken

Das Tan Tien liegt im vorderen Bauchraum, etwa 3-5 Finger unterhalb des Bauchnabels. Es ist Körperschwerpunkt, wichtiges Energiezentrum und großer Energiespeicher. Hier verbinden sich verschiedene einströmende Energien, werden gesammelt und können umgeformt werden. Die Chinesen sprechen bei diesem feinstofflichen Prozeß der Umformung verschiedener Energien, wie der Erd-, Himmels-, Nahrungs-und Atemenergie, des vorgeburtlichen Qi usw., von einer Umwandlung in Dampf und spielen damit auf die Kraft an, die freigesetzt wird, wenn Wasser kocht und Dampf entsteht. Diese umgewandelte Energie verteilt sich im gesamten Körper und durchdringt nach und nach erst das Bindegewebe, dann Muskeln und Sehnen, die Organe und schließlich Knochen und Knochenmark. Wachsamkeit und Konzentration auf das Tan Tien genügen - angestrengtes „Fühlenwollen“ des Zentrums führt zu nichts!

entspannen und loslassen

Atmung

Die Atmung sollte zunächst „unbeaufsichtigt" bleiben. Nach stetigem Üben und zunehmender Entspannung koordiniert sie sich von selbst mit der Bewegung: das Einatmen verbindet sich mit einholenden Bewegungen, das Ausatmen mit nach außen gerichteten. Doch ist es wichtig, dabei auf die Entspannung von Brustraum und Zwerchfell zu achten, damit der Atem auf natürliche Weise so einströmen kann, daß sich die Atembewegung bis tief in den Bauch- und Beckenraum fortsetzen kann. Dadurch nimmt das Atemvolumen zu, der Atemrhythmus wird tief und gleichmäßig und das Tan Tien wird stabilisiert und gestärkt. So wächst die Möglichkeit, mehr Qi und damit mehr innere Kraft anzusammeln.

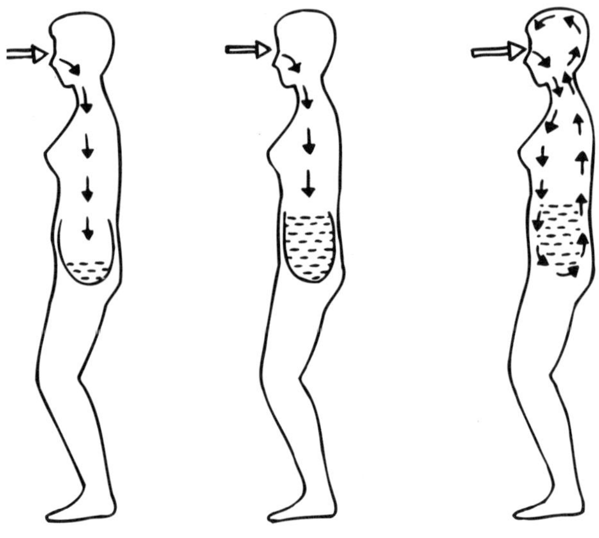

Qi-Aufnahme

Lassen Sie den Atem – und damit die Atemenergie Qi – mit Hilfe der Imagination ruhig und tief sinken. Wenn Qi im Tan Tien genügend angereichert ist, entwickelt sich ein Energiestrom, der in der Selbstverteidigung und Heilung gezielt eingesetzt werden kann.

Wohl gibt es zahlreiche Atemtechniken, die zusätzlich geübt werden können, aber auch hier gilt:

loslassen - wahrnehmen - nicht zuviel selbst steuern,

denn dies bedeutet oft, daß die Bewegung „gemacht" wird und nicht frei fließen kann - so wie sie an sich sein will.

Übungsschwerpunkte

Es ist sinnvoll, die T´ai Chi-Form, bzw. einzelne Sequenzen schwerpunktmäßig zu üben. Denn wenn die Aufmerksamkeit immer wieder um einen bestimmten Schwerpunkt kreist, lernt man, „körperlich" zu verstehen. Dieses Verstehen ist umfassender als Körperbeherrschung, die vom Kopf gesteuert ist, und ist die Basis dafür, daß Element um Element auf natürliche, sanfte Weise zu dieser einfachen und doch so vielschichtigen Bewegung des Körpers und des Geistes zusammenfließt. Der Ausgangspunkt jedes Übens sollte in den Prinzipien der überlieferten, klassischen Schriften des T´ai Chi Ch´uan verankert sein.

Hier einige Anregungen, um in diesem Sinn zu üben:

Am Boden haften

Entspannen Sie Füße und Fußgelenke so weit wie möglich. Immer wieder loslassen, so werden die Füße von selbst am Boden haften.

Wurzeln

Achten Sie darauf, daß das Gewicht immer vom Energiepunkt des einen Fußes in gerader Linie zum Energiepunkt des anderen Fußes verlagert wird (Energiepunkt s. Grundsätzliches zur Körperhaltung, S. 26).

Noch eine Wurzelübung

Machen Sie sich bewußt, daß die Erde auf der Sie stehen, nicht eine Abgrenzung zu den Füßen bildet. Stellen Sie sich vor, daß Sie darin stehen können wie in weichem Sand, und versuchen Sie, sich bei jedem Schritt und bei jeder Gewichtsverlagerung entspannt in diesen Sand hineinzubewegen und das Gewicht abzugeben

An einem seidenen Faden aufgehängt sein

Geben Sie das Gewicht sanft ab - der Körper fällt aber nicht in sich zusammen, sondern wird von weit oben her mit dem Gefühl des Aufgehangenseins gerade gehalten.

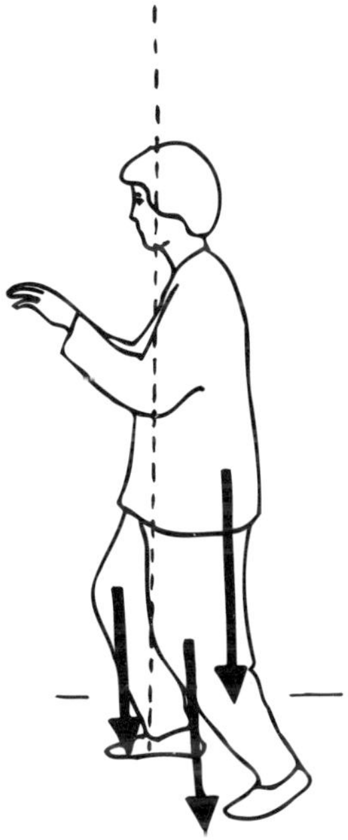

Sinken und am seidenen Faden hängen

Sinken

Um leicht und beweglich sein zu konnen, muß das Prinzip des Sinkens beachtet werden. Damit ist nicht ein besonders tiefer Stand gemeint, sondern das innere Abgeben von Muskelspannung und Körpergewicht in den Boden. Je mehr das Sinken gelingt und damit eine immer tiefere Verwurzelung, desto leichter und agiler werden Beine und Oberkörper und damit die gesamte Bewegung. Der Körper steht sozusagen auf der Energie, die dann immer mehr durch den Körper fließt.

Knie über dem Fuß halten

Das vordere Knie darf nur so weit gebeugt sein, daß es nicht über die Zehen hinausragt, und sollte in einer senkrechten Linie über dem Fuß gehalten werden. Damit vermeidet man eine zu starke Belastung dieses relativ empfindlichen Gelenks und beugt unnötigen Verkrampfungen vor.

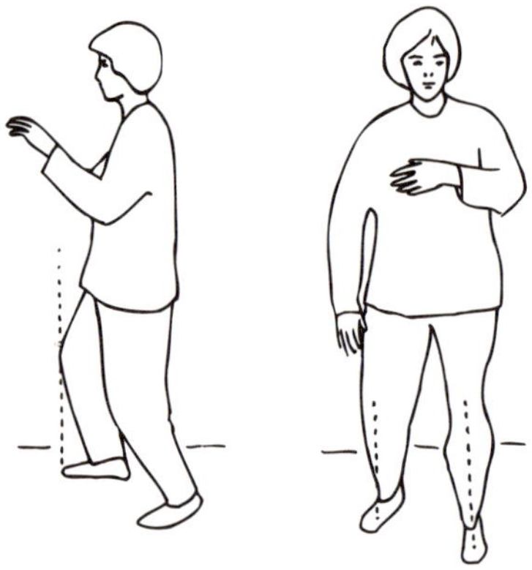

Die Hüfte ist das Steuer

In der Hüfte liegt das Zentrum der Bewegung. Alle anderen Körperteile folgen und sind als Ganzes mit der Hüfte verbunden.

Die Arme mit Tan Tien verbunden halten

Die Arme sollten sich nicht selbständig bewegen, sondern nur die Fortsetzung jener Bewegung sein, die unter den Füßen beginnt, durch die Beine hindurch weitergegeben wird, von der Hüfte in eine bestimmte Richtung gelenkt wird und durch die Arme weiterfließt, um schließlich in den Händen ausgedrückt zu werden.

Erspüren Sie in den einzelnen Körperteilen die Muskelspannung und lassen Sie los!

Es bedarf einer langjährigen Übung, um den ganzen Körper detailliert wahrzunehmen. Richten Sie die Aufmerksamkeit für ein paar Formdurchgänge nur auf einzelne Körperteile, erspüren Sie die Spannung und lassen Sie immer wieder los:
Füße - Unterschenkel - Knie - Oberschenkel - Gesäßmuskeln - Bauchmuskeln - Rückenmuskeln - Kopf leicht machen - Schultern sinken - Brustbein ein wenig sinken lassen - Armmuskeln - Handgelenke sanft halten

(nicht hängen lassen, aber auch nicht nach oben abknicken, s. Abb. auf den Sondertafeln) - Fingergelenke öffnen.

Aufmerksamkeit im Tan Tien

Wenn Ihre Gedanken abschweifen, immer wieder zum Tan Tien zurückkehren.

Yin und Yang sollten klar unterschieden werden

Ein belastetes, also volles Bein oder ein aktiver Arm findet seine Ergänzung im unbelasteten, leeren Bein, bzw. im passiven Arm, ein „Stoßen" im „Zurückrollen". Beiden Aspekten gebührt die Aufmerksamkeit gleichermaßen!

Visualisieren von Bildern während des Übens

Auf diese Weise läßt sich die Konzentration verstärken und damit auch der Qi-Fluß, denn dieser strömt nicht unwillkürlich, sondern folgt der Vorstellung.
Hier einige Beispiele:

Bewege Dich wie ein großer, mächtiger Strom, der ununterbrochen weiterfließt

Diese Vorstellung bewirkt, daß sich die Form nicht mehr aus einzelnen Bewegungen und Bruchstücken zusammensetzt, sondern immer mehr zu einer klaren Einheit verschmilzt. Dieser Art, sich zu bewegen und bewegt zu werden, wohnt eine weit größere Kraft inne.

Laufe wie eine Katze

Wenn man versucht, innerlich nachzuvollziehen, wie geschmeidig, leichtfüßig und leise eine Katze Pfote vor Pfote setzt, so gewinnen die eigenen Bewegungen wie von selbst etwas von diesen Eigenschaften dazu. Damit nimmt man einer schwerfälligen Bewegung Härte und Trägheit und lernt, die Füße stets sanfter zu versetzen.

Wie ein Schlauch sein

Oft wird der Körper von außen wahrgenommen und nicht als ein lebendig durchströmter „Schlauch". Nur von innen heraus kann man es wahrnehmen, wenn der Schlauch einen „Knick“ hat, und somit die Durchströmung blockiert wird. Versuchen Sie also während der Bewegung den Körper rund, weich, durchströmt zu halten - ohne „Knick“.

Schwimmen in der Luft

Die Luft, die uns umgibt, ist nicht leer, sondern wahrnehmbar. Wenn die T´ai Chi-Bewegungen ausgeführt werden, als schwimme man in Wasser, so fördert dies größere Sensitivität und die Bewegungen werden runder und weicher. Dadurch wiederum erhöht sich der Qi-Fluß.

Anregungen zum Arbeiten mit den Übungsbögen

Die Bögen können herausgetrennt und nach Belieben einzeln oder aneinandergeklebt aufgehängt werden, z.B. an der Wand, einer Pinwand oder, bei zu großem Abstand zwischen Wand und Ihrem Übungsplatz, an einer gespannten Schnur. Sie können sie auch einfach auf dem Boden auslegen. (Bitte lesen sie auch unbedingt die Hinweise auf Seite 47!)
Die detaillierte Darstellung macht es Ihnen möglich, sich ruhig und Schritt für Schritt die Form anzueignen bzw. zu korrigieren. Die Vorderansicht der dargestellten Figuren entspricht immer der darunterstehenden Rückenansicht, die ihrerseits nochmals im jeweiligen Fußdiagramm verdeutlicht wird. Zwischen den Fußdiagrammen sind einige Prinzipien u.a. aus den alten klassischen Schriften eingefügt. Lassen Sie sich diese immer und immer wieder durch den Kopf gehen, und nehmen Sie sie in Ihrem Körpergefühl auf und mit hinein in Ihre Bewegung. Versuchen Sie, die Zeichnungen der Bögen nicht nur denkend in lebendige Bewegungen umzusetzen, sondern auch fühlend. Diese werden erst dann belebt und fließend sein, wenn Sie sie innerlich fühlen und in einer gelösten Haltung ausführen.
In Kursen ergeben sich oft dadurch Probleme, daß die Menschen sehr unterschiedlich schnell Bewegungsabläufe erlernen. Dieses Übungsbuch bietet Ihnen die Möglichkeit Schritt für Schritt, entsprechend Ihren eigenen Fähigkeiten, voranzuschreiten. Ein Buch kann einen guten Lehrer natürlich nicht ersetzen, doch es kann ein wertvoller Begleiter zu Hause bei Ihren Übungsstunden sein, sowohl als Gedächtnisstütze und Korrektiv, während Sie die Form erlernen, als auch im fortgeschrittenen Stadium zur Vertiefung und Verfeinerung. Es geht

dabei nicht um pedantische Genauigkeit, sondern um die Tatsache, daß sich durch möglichst genaue äußere Bewegung auch die innere Logik und Bewegung entfalten und immer mehr zu einer Einheit verschmelzen.

Übungszeit und Dauer

Ein Formdurchgang (Teil 1-3) dauert bei einer gleichmäßigen, ruhigen Übungsgeschwindigkeit 10 - 15 Minuten.
Jede Tageszeit ist für T´ai Chi geeignet. Es ist jedoch im allgemeinen günstig, sich auf einen bestimmten Zeitraum einzustellen, so, wie er sich am besten in Ihren Tagesablauf einplanen läßt. Lediglich nach einer Mahlzeit sollten Sie etwa 1 Stunde warten. Natürlich ist es gut, täglich und möglichst lange zu üben, doch ein Zeitplan, der sich an einer realistischen Einschätzung der eigenen Möglichkeiten orientiert, führt auf lange Sicht weiter.
Vielleicht kennen Sie jemanden, mit dem Sie sich wöchentlich ein- oder zweimal treffen können, um gemeinsam die Bewegungen zu erlernen. Manchmal kann man sich günstig ergänzen und gegenseitig anregen.
Wenn Sie die ersten Anlaufschwierigkeiten überwunden haben, so daß Sie einen Bewegungsabschnitt, z.B. den ersten Teil der Form, „wie im Schlaf" beherrschen und der Fluß der Bewegungen ohne gedankliche Anstrengung strömen kann, geht es Ihnen vielleicht wie vielen T´ai Chi-Schülern: T´ai Chi wird zu einer Quelle der Energie und des Wohlbefindens, Ihre Gesundheit verbessert sich und Ihr Schlaf wird tief und ruhig. In dem Moment wird aus einem „ich sollte jetzt wieder üben" ein echtes Bedürfnis, dem man gerne nachgeht.

Übungsplatz

Zu Anfang, in der Phase des Erlernens der Form ist ein Platz, an dem Sie ungestört üben können, von großem Vorteil - das kann sowohl in einem geschlossenen Raum sein, als auch an einem windgeschützten Platz im Freien. Später lassen Sie sich vielleicht nicht mehr so leicht durch Geräusche oder Zuschauer irritieren, so daß Sie eigentlich überall üben können.

Kleidung

Die Kleidung sollte locker und bequem sein. Sie können barfuß üben, in Strümpfen oder in flachen Schuhen, die den Füßen Bewegungsfreiheit gewähren.

Anfang und Abschluß der Übungen

Nehmen Sie sich ein paar Minuten Zeit, bevor Sie mit T´ai Chi beginnen, und stellen Sie sich so, wie in dem Kapitel „Grundsätzliches zur Körperhaltung“ beschrieben, mit parallelen Füßen in schulterbreitem Abstand auf, lassen Sie Ihre Gedanken ausklingen und den Atem tief und ruhig werden.
Mit dem Abschluß der Übungen (s. Zeichnung) sammelt man das Qi im Tan Tien.

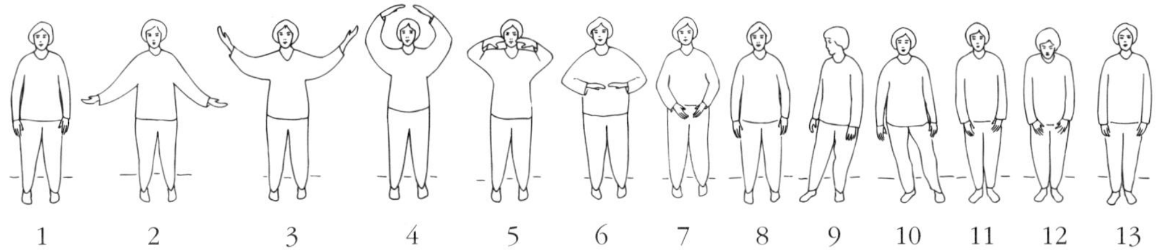

Abb. 1 -8: Abschluß aller Übungen
Abb. 1 -13: Abschluß der T´ai Chi-Form

Suche nach einem Lehrer

In den großen Städten gibt es inzwischen meist mehrere Gelegenheiten T´ai Chi zu erlernen und es lohnt sich, dieses Angebot näher zu betrachten, bevor Sie sich für einen bestimmten Lehrer oder Lehrerin entscheiden. Die meisten sind damit einverstanden, wenn Sie für eine Probestunde am Unterricht teilnehmen oder zusehen.
In Fachzeitschriften (z.B. „DAO“), die häufig in esoterisch orientierten Buchhandlungen angeboten werden, können Sie Angebote für Wochenendseminare, Schulungen oder auch Urlaubsangebote verbunden mit T´ai Chi - Kursen finden. Regelmäßiges Üben, täglich oder mehrmals wöchentlich, läßt sich durch diese Kompaktangebote jedoch nicht ersetzen.

Andrea Bilger
Koempel 81
NL - 6372 - NG Landgraaf
Tel. und Fax: 0031-45-531 48 87

geboren 1958

- T´AI CHI CH´UAN seit 1984
- nach dem Studium der Musiktherapie (Wien) und der Pantomime bei Samy Molcho umfassende T´AI CHI-Ausbildung bei:
- Ruud Tax (Amsterdam, NL)
  T´AI CHI-Handform und Schwertform, Betonung der martialen Aspekte,
  zusätzlich Grundausbildung in der Shiatsu-Massage
- Jean-Baptiste Burie (Hilversum, NL)
  T´AI CHI unter dem Gesichtspunkt der Energie,
  Grundlagen der Arbeit mit Energie und Healing TAO
- Dirk Oellibrandt (Hamme, B)
  Arbeit mit Energie, Training der Inneren Struktur und Healing TAO
- DU MAI-Centrum (Hamme, B)
  Ausbildung zur Shiatsu-Healing-Therapeutin
- Shen Hongxun (Gent, B),Taiji Wuxigong
- Franklin d´Lafour (Maastricht, NL)
  Vertiefung der T´AI CHI-Kenntnisse (Form und Push Hands) und Beschäftigung mit ganzheitlicher Medizin (TCM, Qi Gong, Mazdaznan und Ayurveda)
- Linda Lehrhaupt (Bedburg, D)
  Vertiefung des T´AI CHI, des weiteren Schwertform, Push Hands und Handform nach William C.C. Chen
- William C.C. Chen (New York)
  Vertiefungskurse
- seit 1988 eigene Unterrichtstätigkeit in verschiedenen Gruppen in Deutschland und Holland

Loni Liebermann
Nordstr. 71
D-52134 Herzogenrath
Tel. 024 07 - 174 09

geboren 1949 in Berchtesgaden
verheiratet mit dem Maler Siegfried Ijewski, 3 gemeinsame Kinder

1970-75 Studium der Fotografie bei Otto Steinert an der Gesamthochschule Essen
seit 1974 Teilnahme an Zen-Sesshins von Tetsuo Nagaya Kiichi Roshi
1976-84 Lehraufträge an den Fachhochschulen für Gestaltung in Augsburg u. Aachen
seit 1988 berufenes Mitglied der Deutschen Fotografischen Akademie
seit 1991 T´ai Chi und Qi Gong Unterricht bei Andrea Bilger, Jean-B. Burie, Ron Dill, Zhang Xiao Ping
seit 1995 mehrere Veröffentlichungen in der Zeitschrift DAO
Loni Liebermann unterrichtet seit 1997 Qi Gong

Foto-Einzelausstellungen u.a. in
Bremen, Stuttgart, Eindhoven, Paris, Genf, Otterndorf, München, Hamburg, Tarbes, Aachen
Ausstellungsbeteiligungen u.a. in
Rio de Janeiro, Lima, Vancouver, Tokio, Mexico City, Honkong, Bombay, Paris, Kawasaki City, Toulouse, Rheims, Wroclaw, Brüssel, Bukarest, Ottawa

Literaturempfehlungen

Blofeld, John: Der Taoismus; München, 3.Auflage 1991
Capra, Fritjof: Das Tao der Physik; Neuausgabe München, 1996
Chang Chung-yuan: Tao, Zen und schöpferische Kraft; München 1963
Cheng Man-ch´ing: Ausgewählte Schriften zu T´ai Chi Ch´uan; Basel 1988
Cheng Man-ch´ing: Dreizehn Kapitel zu T´ai Chi Ch´uan; Basel 1986
Chia, Mantak: Tao Yoga 1 Praktisches Lehrbuch zur Erweckung der heilenden Urkraft Ch´i; Interlaken 1985
Cleary, Thomas (Hrsg.): Die Drei Schätze des Dao; Frankfurt a. M. 1996
Da Liu: T´ai Chi und Meditation; München 1989
DAO-Sonderheft: Taijiquan; Hamburg
Dschuang Dsi: Das wahre Buch vom südlichen Blütenland; München1969
Fiedeler, Frank: Yin und Yang; Köln 1993
Granet, Marcel: Das chinesische Denken; München 1963
Kappstein, Stefan: Tafeln zur Akupunktur und Akupressur; München 1993
Kobayashi, Petra: Der Weg des T´ai Chi Ch´uan, München 1984
Kobayashi, Toyo & Petra: T´ai Chi Ch´uan, Einswerden mit dem Tao; München 1989
Lash, John: Reise zum Tao; Basel 1990
Lao-tse: Tao-te-king, übers. v. Gia Feng u. Jane English; München 1989
Lao-tse: Tao-te-king, übers. v. E. Rousselle; Frankfurt a. M. 1985
Laotse: Tao te king, übersetzt v.Richard Wilhelm, München 1978
Li Ding u. Bambang Sutomo; Taiji Qi Gong, Twenty-Eight Steps; Beijing 1988
Liang, T.T: T´ai Chi Ch´uan - For Health and Self-Defense; New York 1974
Liao, Waysun: Die Essenz des T´ai Chi; München 1996
Lo/Inn/Amacker/Foe: The Essence of T´ai Chi Ch´uan; Berkeley 1979
Lowenthal, Wolfe: Es gibt keine Geheimnisse; Hamburg, 1993
Moegling, Barbara u. Klaus: Taiji zu zweit. Partnerübungen des Taijiquan; Hamburg
Olivedi, Uli: Das Stille Qi Gong; Bern 1994
Requena, Yves: Qi Gong; München 1992
Song Z.J.: T´ai-chi ch´üan; München 1991
Wen-Shan Huang: Fundamentals of T´ai Chi Ch´uan; Seattle Washington 1979
Wile, Douglas: T´ai Chi Touchstones: Yang Family Sekret Transmissions; New York 1983
Yang Shou-Chung: Die praktische Seite des Tai Chi Ch´uan; Hamburg
Zöller, Josephine: Das Tao der Selbstheilung; Bern und München 1984

J. R. Worsley

Was ist Akupunktur? Gesundheit für den ganzen Menschen

Dieses Buch beinhaltet den schon legendären Vortrag, den J. R. Worsley 1980 in New York gehalten hat. Professor Worsley ist in weiten Kreisen als einer der Besten anerkannt, die diese ursprüngliche Heilkunst lehren und ausüben.
Eine wunderbare, mit Esprit und Humor dargestellte Einführung in den Geist der chinesischen Akupunktur, in der deutlich wird, wie wichtig es für die Menschheit ist, sich wieder auf die Naturgesetze einzustimmen. Gesetze, die heute – auch für Menschen im Westen – genauso unveränderlich gelten wie für die Chinesen vor fünftausend Jahren und Grundlage für die Gesundheit von Körper, Geist und Seele sind.

Paperback, 128 Seiten
ISBN 3-89453-069-3

Tafeln zur Akupunktur und Akupressur

Akupunktur und Akupressur sind die ältesten Heilweisen, die der Menschheit bekannt sind. Beide Methoden haben das Ziel, Energieblockaden zu lösen und den Fluß der Lebensenergie zu harmonisieren.
Auf zwei Postern sind vierzehn Meridiane mit allen Akupunkten dargestellt. Ein Beiheft gibt Auskunft über Wissenswertes von Akupunktur und Akupressur und beschreibt den Verlauf der Meridiane und die Lage der Punkte.
Die Poster sind ein unentbehrliches Hilfsmittel für die Arbeit mit Akupunktur, Akupressur, Do-In, Shiatsu, Touch-for-Health, Kinesiologie und allen anderen Heilmethoden, die auf der Bewegung der Lebensenergie im Körper und deren Beeinflussung beruhen.

2 Poster im Format 70 x 50 cm,
in einer Mappe, mit 16seitigem Beiheft
ISBN 3-89453-082-0

Michael Blate

Das Akupressur Handbuch

Akupressur ist eine höchst wirksame Selbsthilfe-Technik. Durch den Druck bestimmter Körperpunkte mit den Fingerspitzen wird ein ganzheitlicher Heilungsprozeß angeregt. Der Erfolg dieser Methode beruht nicht auf den Errungenschaften moderner medizinischer Technologien oder Medikamente, sondern auf den universellen Prinzipien des Heilens.
Das AkupressurHandbuch bietet eine Anleitung zur effektiven Selbsthilfe ohne Medikamente. Das Taschenbuch wird durch seine übersichtlich und präzise Anleitung zu einem unerläßlichen Bestandteil der natürlichen Haus- und Reiseapotheke.

Paperback mit 116 Darstellungen der
Ji-Jiu-Druckpunkte, 228 Seiten
ISBN 3-89060-421-8

J. R. Worsley

Akupunktur – Heilung für Dich

Akupunktur ist eine der ältesten Heilweisen, die der Menschheit bekannt sind. Sie wurde vor ca. fünftausend Jahren in China begründet, doch die Weisheit, die ihr zugrunde liegt, ist heute ebenso lebendig und wichtig, wie sie es seit jeher war.
Die Tatsache, daß Akupunktur bis heute – in zunehmendem Maße auch in der westlichen Welt – angewandt wird, spricht für ihre Wirksamkeit.
Neben der Frage „Wie wird Akupunktur am besten angewandt?" setzt Professor Worsley – der einzige Akupunkteur aus dem Westen, dem von einer chinesischen Universität der Professorentitel verliehen wurde – sich in diesem Buch intensiv mit dem Thema auseinander, was es heißt, Akupunkteur zu sein. Außerdem beantwortet er alle Fragen über diese chinesische Heilweise, die häufig gestellt werden.
Dieses Buch ist eine Fundgrube für alle, die auf der Suche nach einer gesunden und ausgewogenen Lebensweise sind.

Paperback, 128 Seiten
ISBN 3-89453-077-4

Tafel zur Druckmassage von Hand, Fuß und Kopf

Die Hände und Füße und der Kopf sind die ‚äußeren Endpunkte' des Körpers. Von diesen Punkten aus kann man mit allen lebenswichtigen Organen, Drüsen und Nerven Verbindung aufnehmen und die Lebensenergie befreien und harmonisieren.
Die Abbildungen auf diesem Poster stellen die Zonen und Druckpunkte von Hand, Fuß und Kopf dar, durch deren Massage sich viele körperliche Störungen beheben lassen. Eine nützliche Orientierungshilfe für alle, die mit Methoden der Reflexzonentherapie arbeiten.

Poster im Format 70 x 50 cm, gefaltet im Umschlag
ISBN 3-89453-082-0

Informationsanfrage

Bitte informieren Sie mich über:

- ❒ Neuerscheinungen
- ❒ Gesamtprogramm
- ❒ T´ai Chi
- ❒ Metamorphische Methode
- ❒ Akupunktur, -pressur
- ❒ Vierter Weg
- ❒ Personal Totempole Process
- ❒ Whole Self-Methode
- ❒ Tiefenökologie
- ❒ Steinheilkunde

Wenn Sie uns die Arbeit erleichtern wollen, legen Sie bitte einen adressierten und frankierten Rückumschlag bei.
Bitte senden an:

Ryvellus bei Neue Erde
Rotenbergstr. 33
D-66111 Saarbrücken

Gaston Saint-Pierre
und Debbie Boater

Die Metamorphische Methode

Die Metamorphische Methode bietet einen einfachen und ganzheitlichen Zugang zur Selbstheilung und Wandlung.
Energiemuster, die sich in der vorgeburtlichen Phase des Menschen verfestigen, bestimmen und begrenzen unsere Entfaltung. Durch Berührung und sanfte Stimulation des Reflexbereiches der Wirbelsäule an Füßen, Händen und Kopf nehmen wir direkt Einfluß auf diese vorgeburtlichen Prägungen und ermöglichen innere und äußere Wandlung in Richtung auf unser ursprüngliches, ganzheitliches Wesen.
Die praktische Anwendung ist sehr leicht zu erlernen. Die Metamorphische Methode ist ideal für den Gebrauch innerhalb der Familie und in allen Heilbereichen.

Paperback,128 Seiten
ISBN 3-89060-435-8

Gaston Saint Pierre gründete 1980 die 'Metamorphic Association' und hält Seminare und Vorträge in Europa und Australien.
Termine für den deutschsprachigen Raum sind über den Verlag zu erfahren (siehe Seite 43 'Informationsanfragen').

Tafel zur Metamorphischen Methode und den Universellen Prinzipien

Die Metamorphische Methode ist auf den Grunderkenntnissen der Fußreflexzonen-Massage entstanden. Durch Berührung des Reflexbereiches der Wirbelsäule an Füßen, Händen und Kopf kann man auf vorgeburtliche Prägungen Einfluß nehmen. Übersichtlich sind auf dieser Tafel anhand von Grafiken die Entsprechungen der einzelnen Fußabschnitte und der Wirbelsäule zur Entwicklungszeit im Mutterleib – auch in Bezug auf die Entwicklung von Körper, Verstand, Gefühl und Verhalten – dargestellt.
Ein weiterer Abschnitt der Schautafel veranschaulicht die gleichen Entsprechungen auf der Ebene der Universellen Prinzipien.
Eine empfehlenswerte Arbeitshilfe für die praktische Anwendung dieser Methoden.

Poster im Format 50 x 70 cm, gefaltet im Umschlag
ISBN 3-89453-035-9

Gaston Saint Pierre
B. D'Arcy Thompson

Die Kernprinzipien der Metamorphischen Methode

Im diesem kleinen Band sind die Grundprinzipien der Metamorphischen Methode zusammengefaßt, so daß der interessierte Leser sich in Kürze über die Grundlagen dieser Methode informieren kann. In zwei anschließenden Kapiteln beschreibt Gaston Saint Pierre beeindruckende Erfahrungen seiner Arbeit anhand seiner eigenen Lebensgeschichte.

Paperback, 72 Seiten
erweiterte und verbesserte Neuauflage,
ISBN 3-89060-430-7

Shen Shu

Münzorakel und Weisheitsbuch des alten China

Seit zweitausend Jahren ist dieses Münzorakel des alten China das wichtigste Orakel Asiens und hat Generationen von großen Persönlichkeiten und Künstlern inspiriert. Bisher galt dieses Werk als unübersetzbar und liegt nun erstmals der westlichen Welt vor.
Der Benutzer des Shen Shu erhält auf die großen und kleinen Fragen seines Lebens klare und kraftvolle Antworten und erfährt, wie er handeln kann. Mit poetischen Bildern offenbart das Orakel seine vieldimensionale Weisheit und führt zu befreiender Erkenntnis.
Shen Shu und I Ging entstammen der gleichen Numerologie, und so können sie sich gegenseitig mit ihren jeweils 384 Strophen ergänzen und vertiefen, obschon das Shen Shu sehr viel leichter zu verstehen ist.
Mit diesem Buch schöpfen Sie aus dem unendlich kostbaren spirituellen Wissen Chinas. Eine weise Stimme auf dem Weg zu Ihren Lebenszielen.

So benutzen Sie das Shen Shu:

- Sie formulieren Ihre Frage
- Sie ziehen dreimal eine Münze
- Sie schlagen den ermittelten Orakelspruch auf und lassen ihn wirken

Paperback, 256 Seiten
ISBN 3-89453-105-3

Edelausgabe mit Loch in den Seiten zur Aufbewahrung der Orakelmünzen

Leinen, gebunden, 500 Seiten
ISBN 3-89453-065-3

Shen Shu Orakelmünzen

10 altchinesische Orakelmünzen
ISBN 3-89453-081-2

Teil 3

Die komplette T´ai Chi-Form auf Tafeln

Aspekte zur Vertiefung

Hinweise zur Verwendung der Tafeln

Im Folgenden finden Sie 18 Übungstafeln auf 9 Bögen. Die komplette T'ai Chi Form finden Sie auf den ersten 8 Bögen, wobei Nummer 1 bis 8 auf den Vorderseiten liegen, Nummer 9 bis 16 auf den Rückseiten. Die Sondertafeln 17 und 18 am Ende des Buches enthalten spezielle Übungen zur Vertiefung.

Sie haben zwei Möglichkeiten mit den Tafeln zu arbeiten:

A. Sie möchten die Bögen im Buch behalten.

Trennen Sie **vorsichtig** (ev. mit einer Schere) die Tafeln an der Drahtbindung am **rechten** Rand heraus. Schneiden Sie sie anschließend an der markierten Trennungslinie (Scherensymbol) sauber nach.

B. Sie möchten die Bögen zum Üben herausnehmen.

Gehen Sie wie bei Punkt A vor. Wiederholen Sie das Gleiche am linken Rand des Bogens.

Wählen Sie nun den Abschnitt der T'ai Chi Form, den Sie üben wollen.
Hängen Sie, wenn möglich, jeweils zwei Bögen nebeneinander und weitere Bögen entsprechend der Nummerierung untereinander.(Siehe Abbildung.)
Hängen Sie die Bögen mit Pinwand-Nadeln oder Nägeln auf, die Sie in der richtigen Positionierung dauerhaft anbringen können Durch die bereits ausgestanzten Löcher lassen sich die Bögen leicht auf- und abhängen.

zum Beispiel:

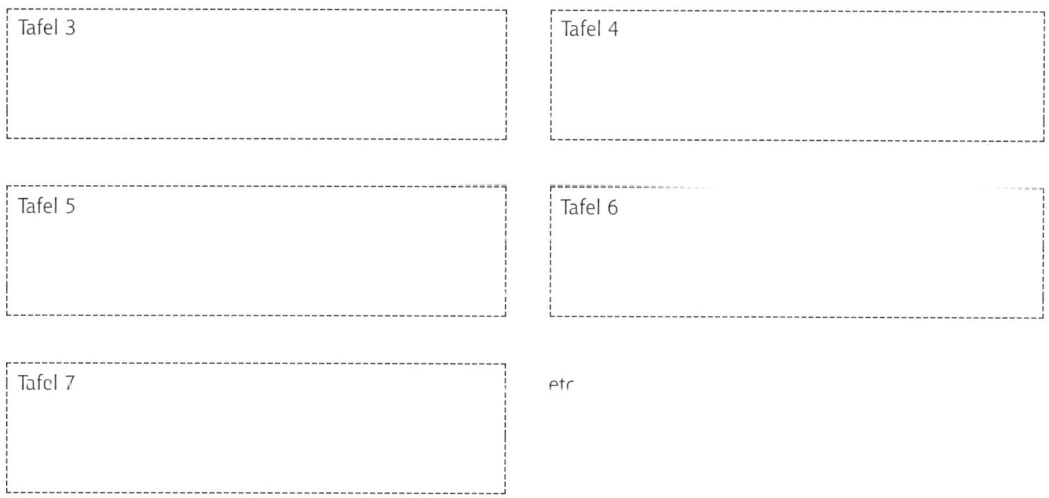

Zeichenerklärung

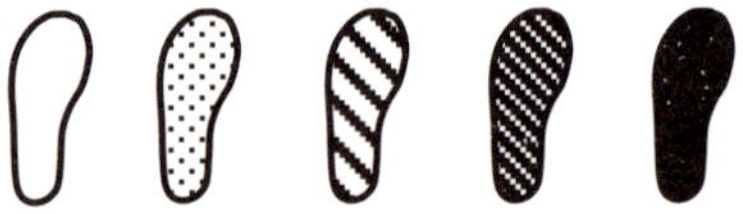

Fußbelastung 0 – 100%

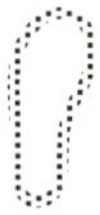

vorangegangene Fußstellung

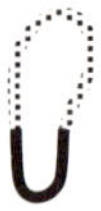

nur die Ferse berührt den Boden

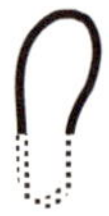

nur der Vorderfuß berührt den Boden

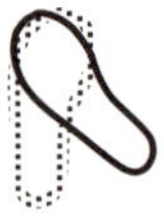

Drehung auf dem Ballen

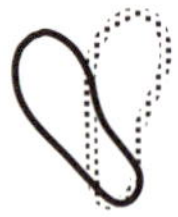

Drehung auf der Ferse

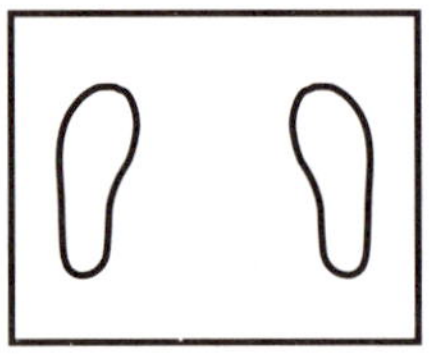

Parallelstand: Die Außenkanten der Füße stehen parallel, der Abstand zwischen den Außenkanten entspricht der Breite der Schultern.
Das Körpergewicht ruht auf den Punkten „Sprudelnde Quelle".

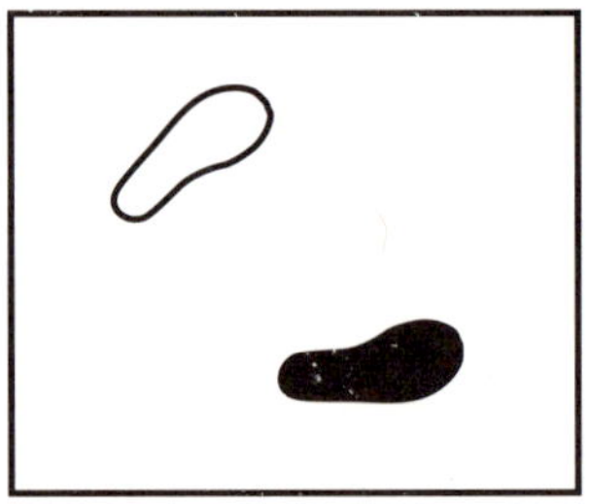

Berghaltung: Der Winkel zwischen beiden Füßen beträgt 45°, Nabel in Richtung des vorderen Fußes.

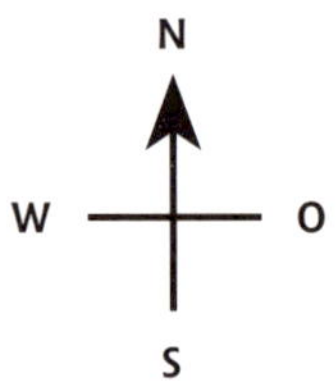

Alle Fußdiagramme orientieren sich an den Himmelsrichtungen

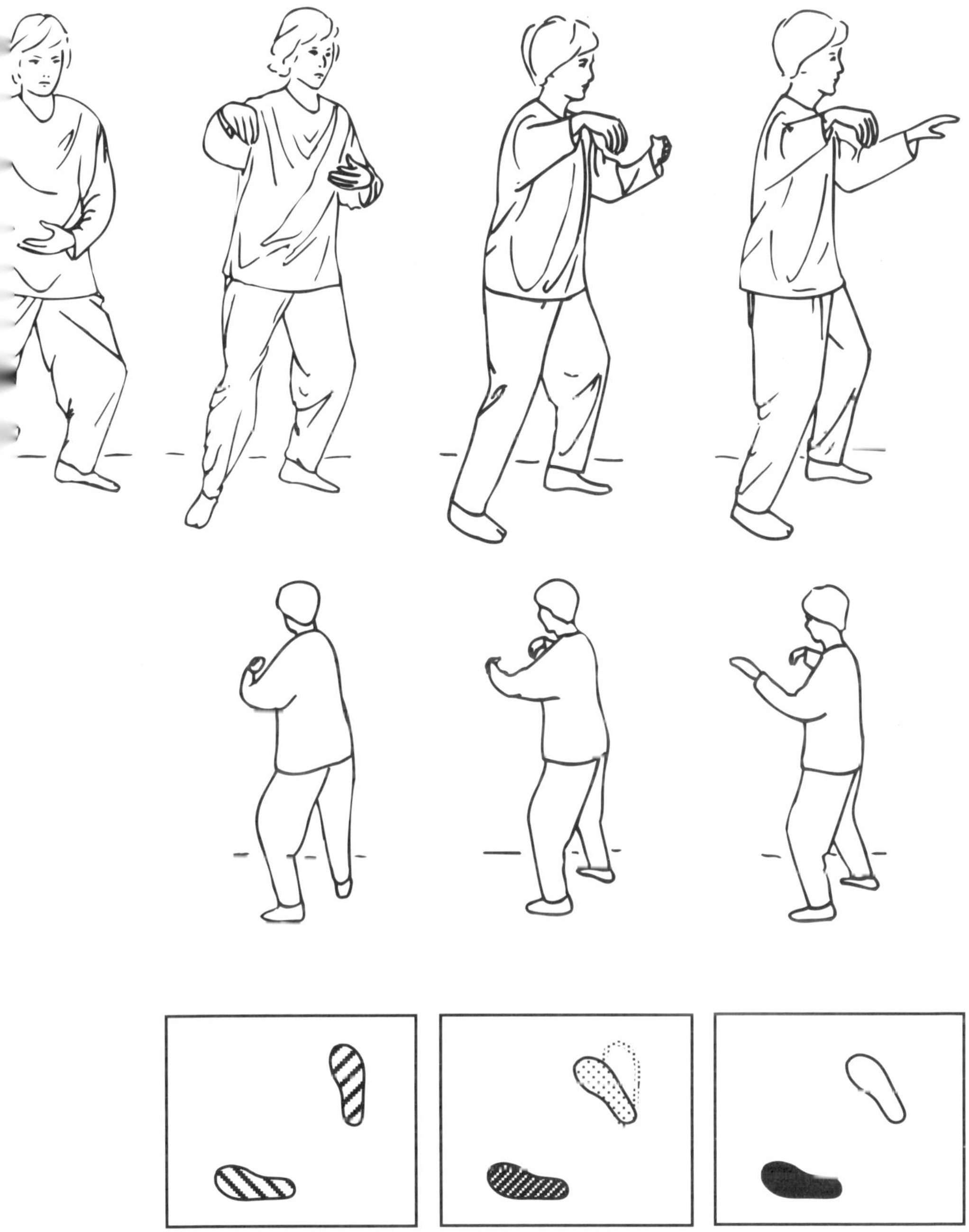

Die Bewegung sollte in den Füßen wurzel
weitergegeben werden durch die Beine,
gelenkt durch die Hüfte
und durch die Hände und Finger wirken

Füße, Beine und Hüfte
müssen als Einheit bewegt werden,
sodaß beim Vorwärtsschreiten oder Zurückwe
Zeit und Position koordiniert sind.

Wenn Zeit und Position nicht koordiniert si
wird der Körper in Unordnung geraten,
und der Fehler muß
in den Beinen und den Hüften gesucht wer

Chan San-feng (1500?)

iederholung 12.)

30. Knie streifen, rechts – Brush Right Knee and Twist Step

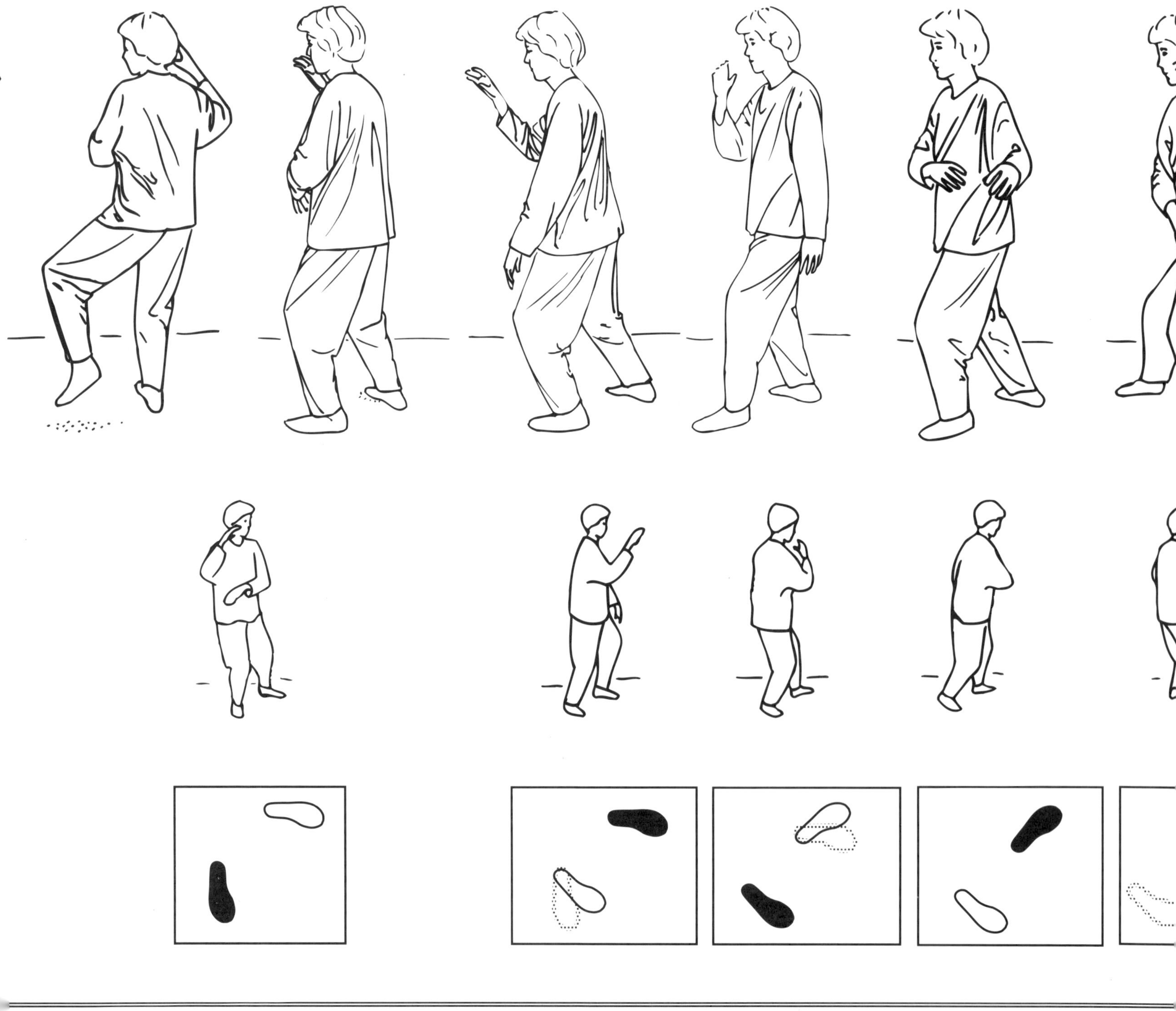

31. Schritt vorwärts und tiefer Fauststoß
Step Forward and Strike with Fist

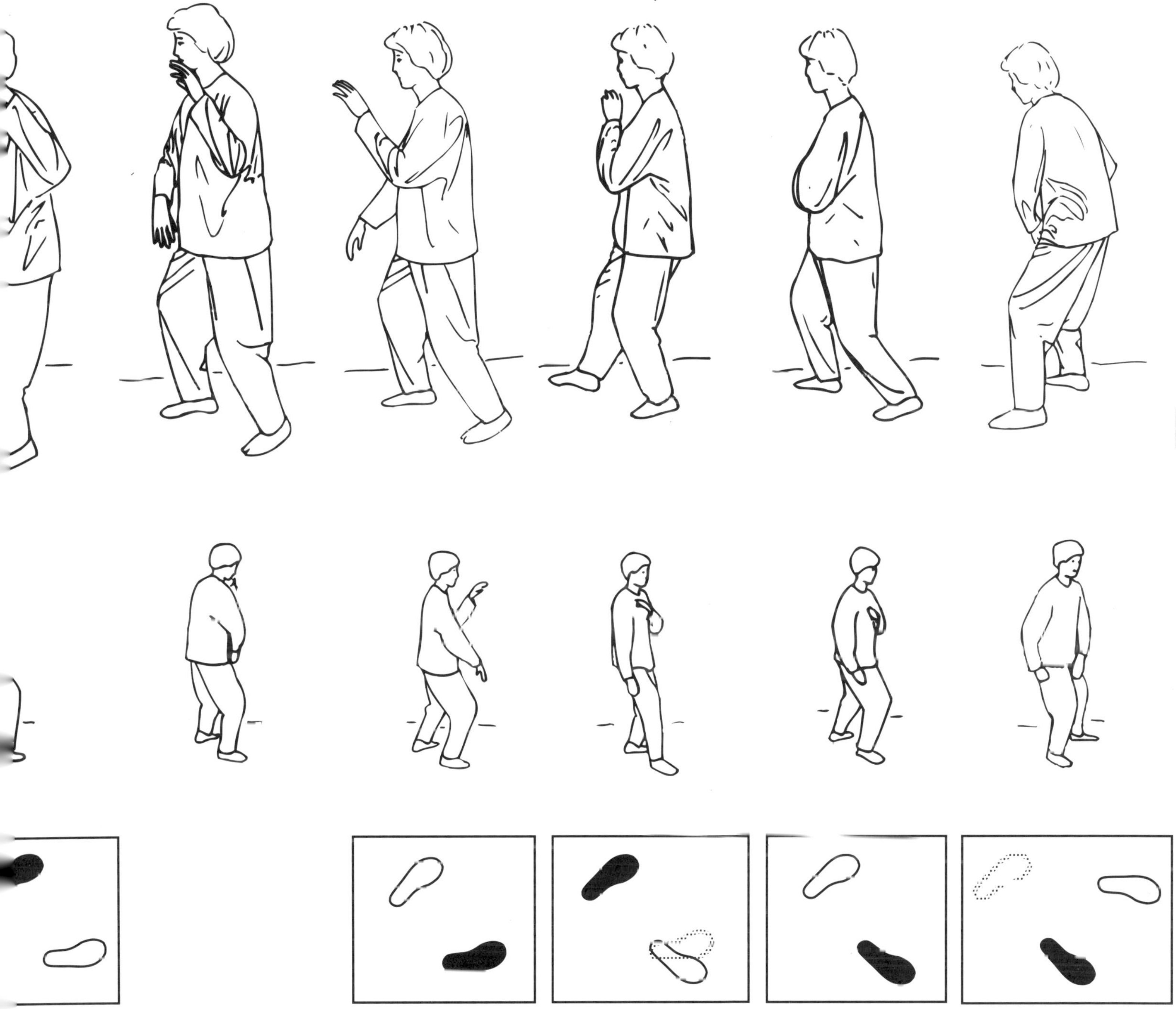

3

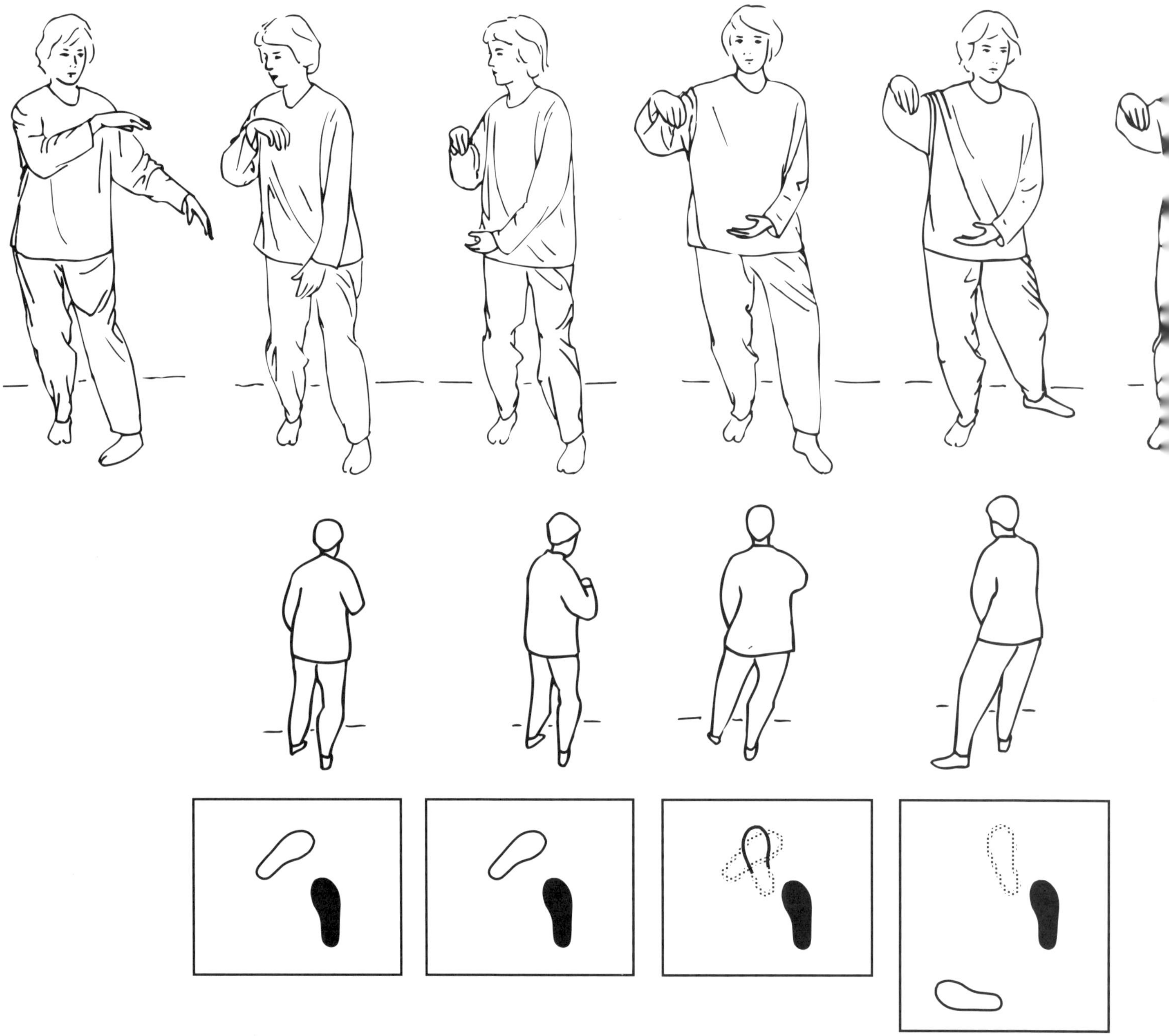

Knie streifen, links, (

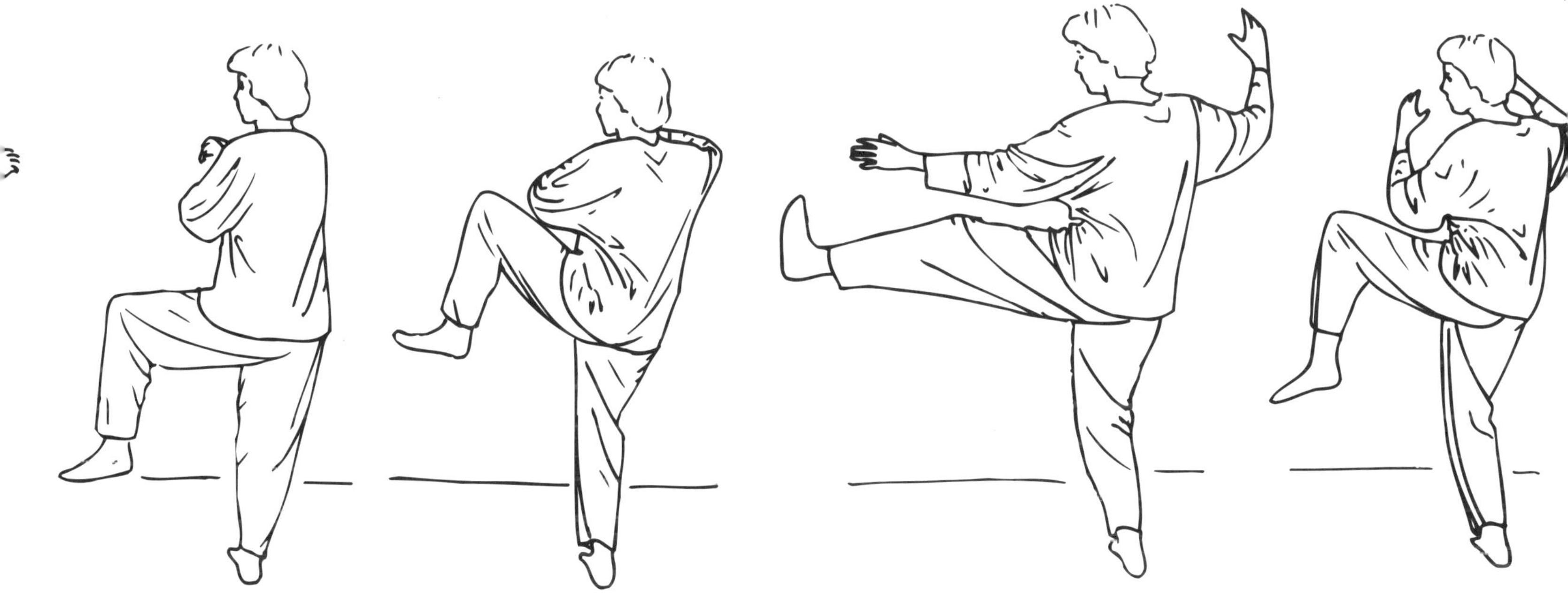

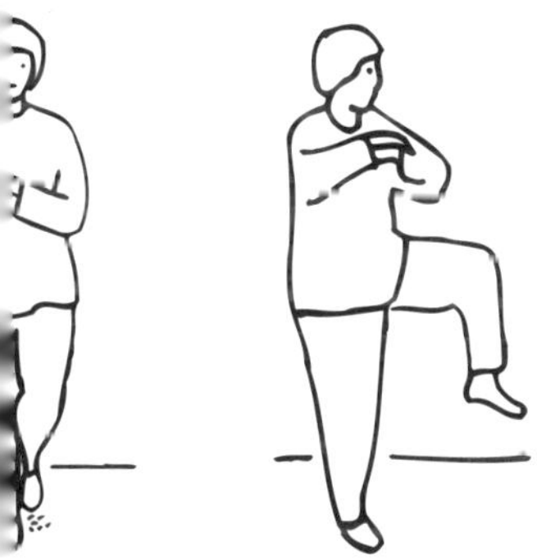

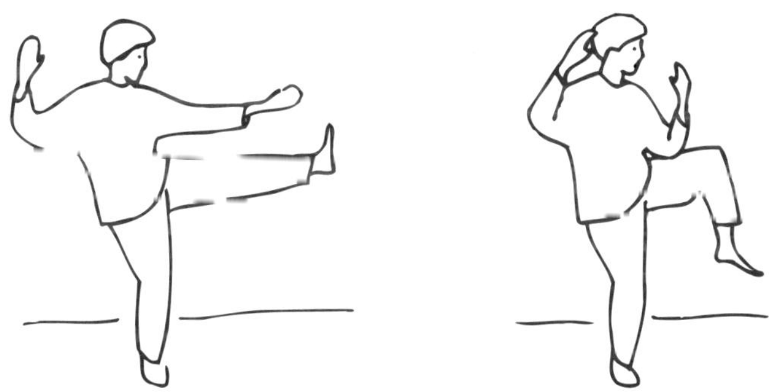

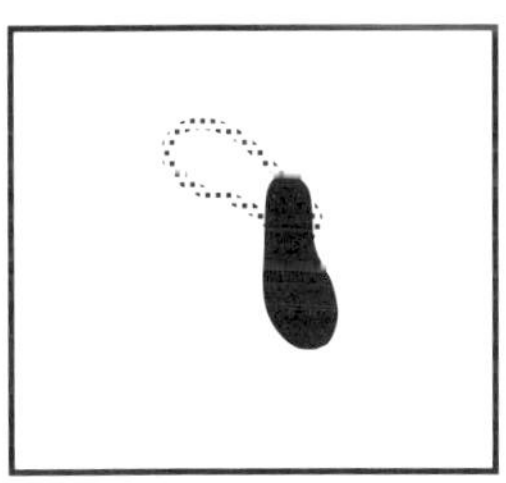

Laß los, laß einfach los.
Cheng Man-ch'ing

hen

d,

n.

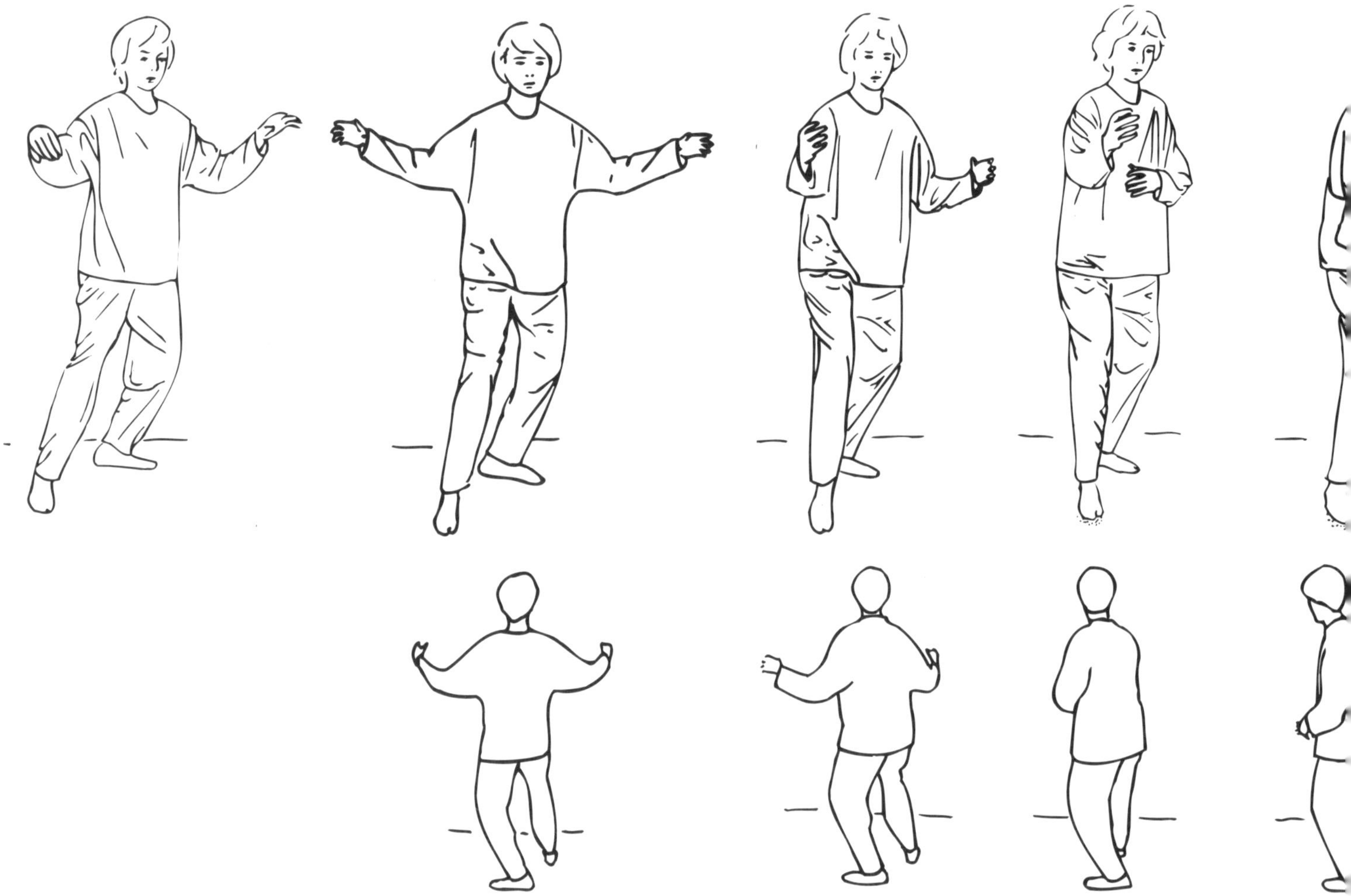

hulterstoß – Shoulder-Stroke

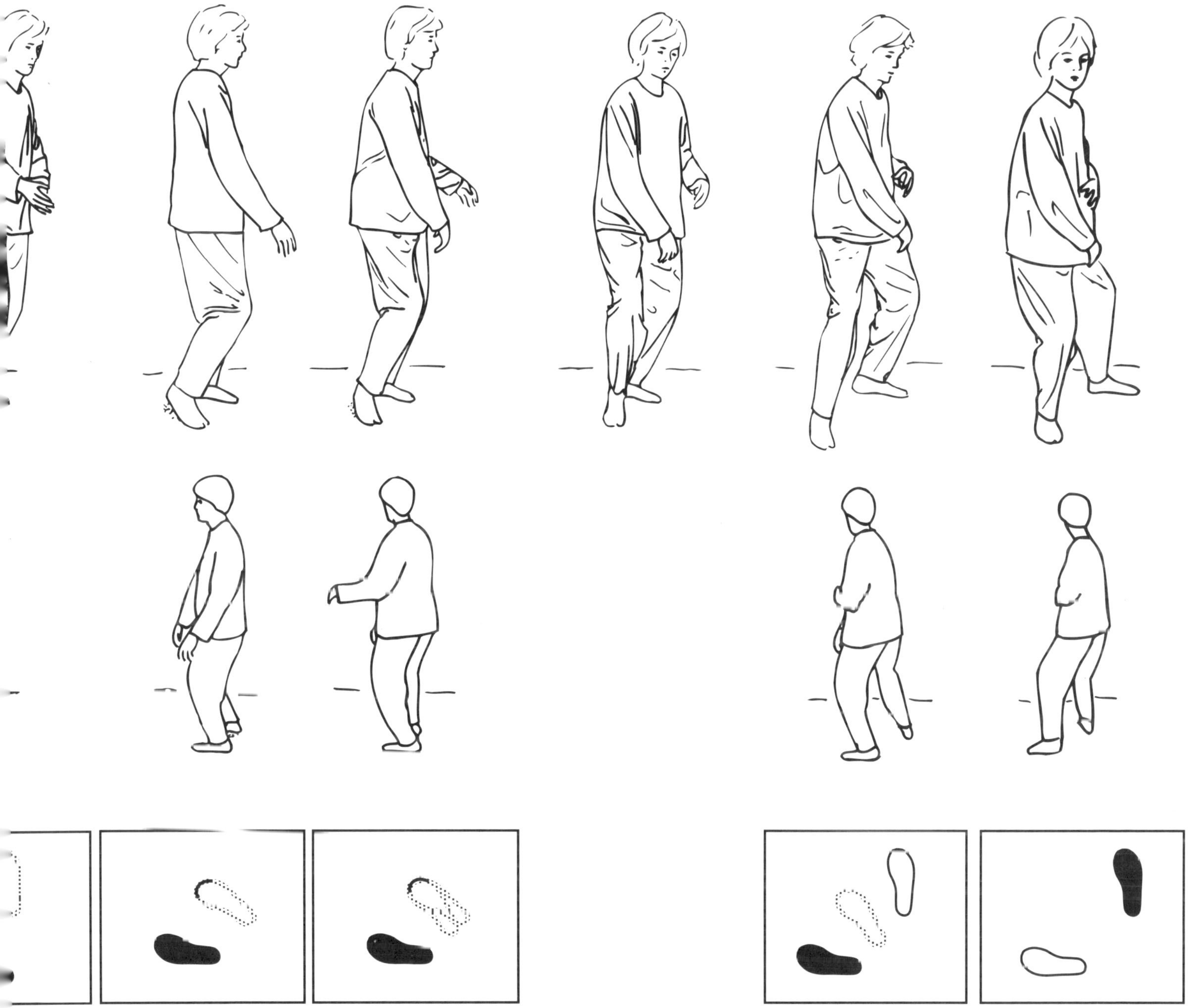

29. Drehung und Stoß mit der Ferse – Turn Body, Kick with Heel

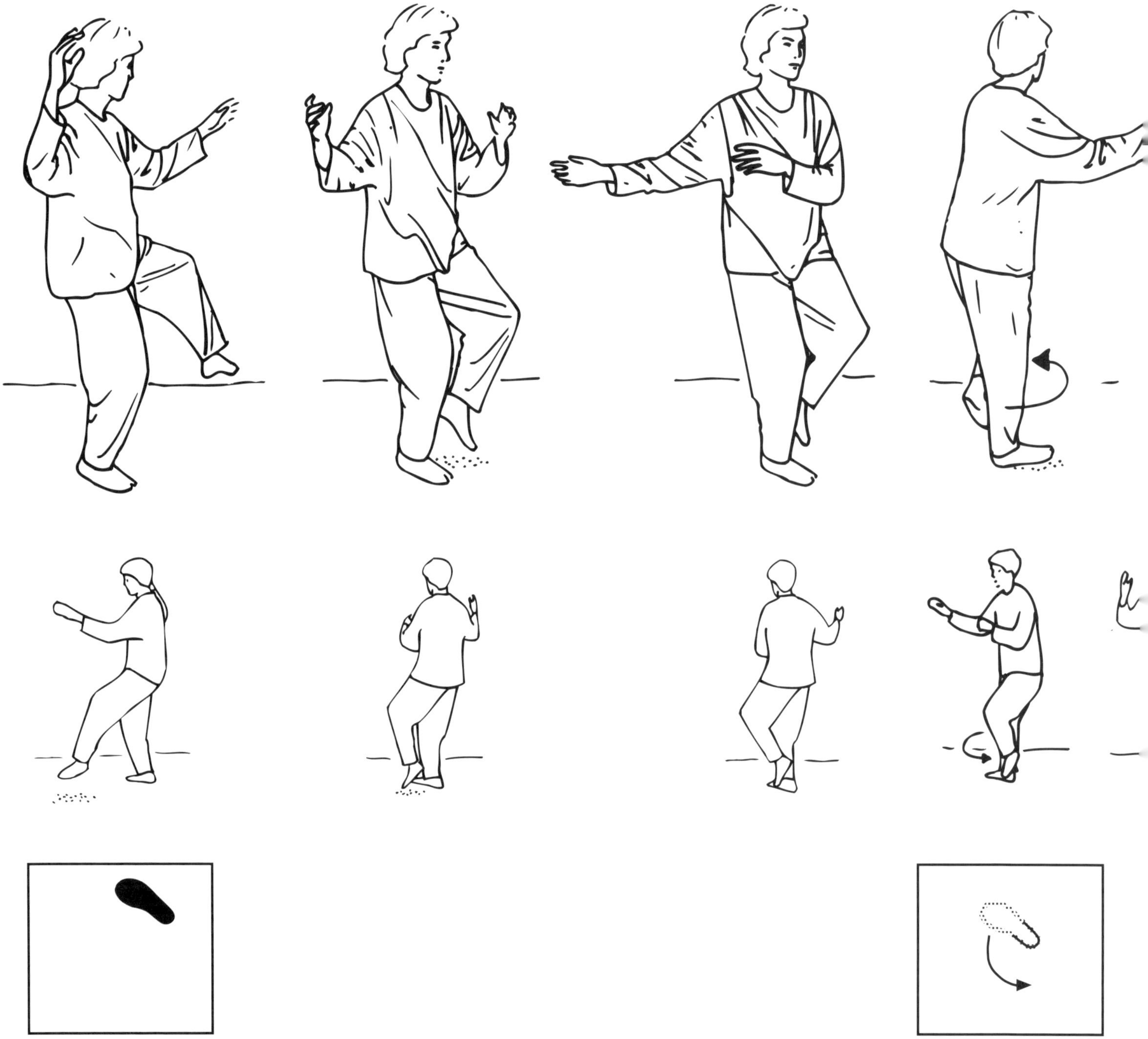

Wolkenhände, links, (Wiederholung 23.)

Peitsche, (Wiederholung 8.)

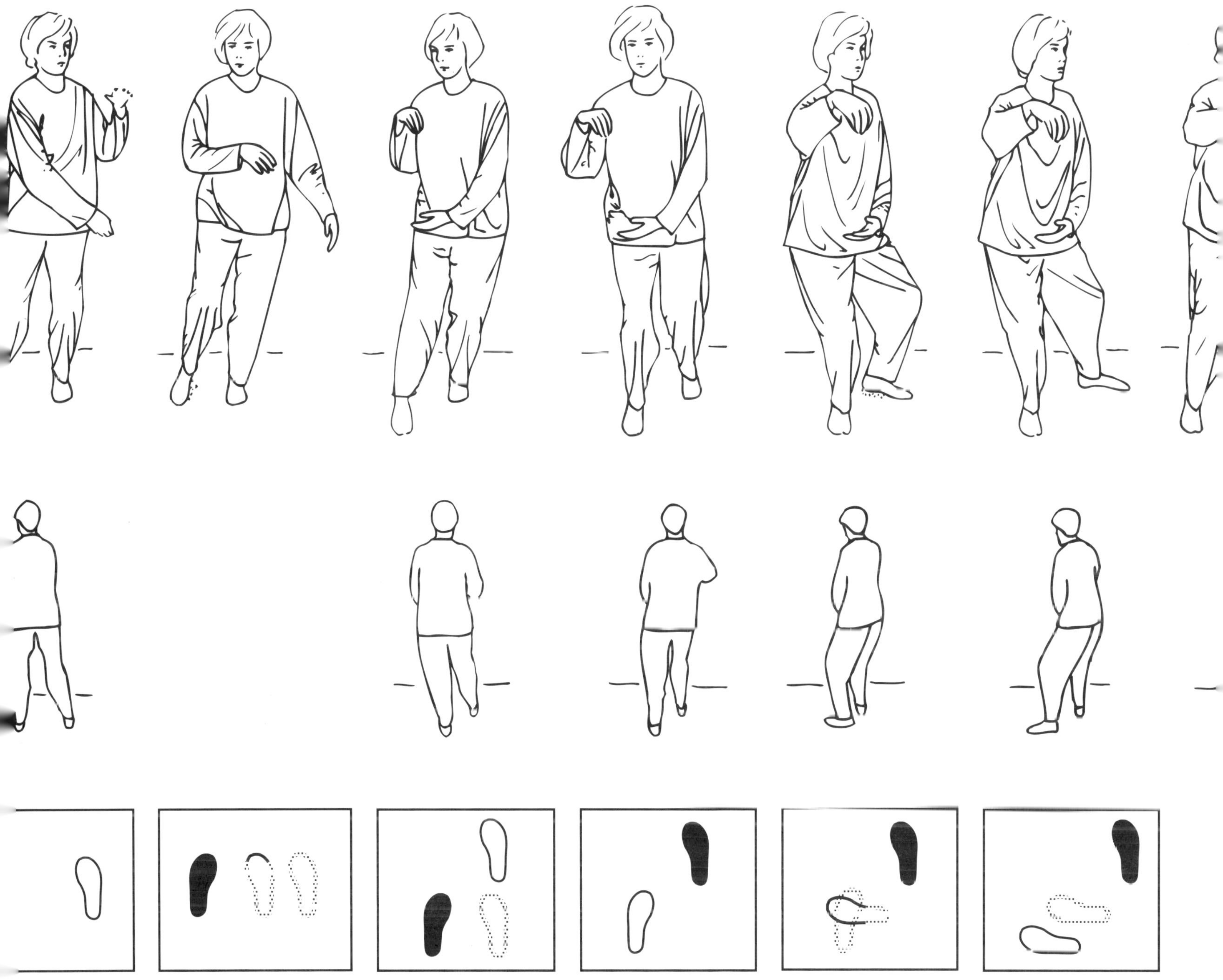

3. Fasse den Vogel beim Schwanz, Abwehr nach links
Grasp Sparrow's Tail, Ward-off, Left

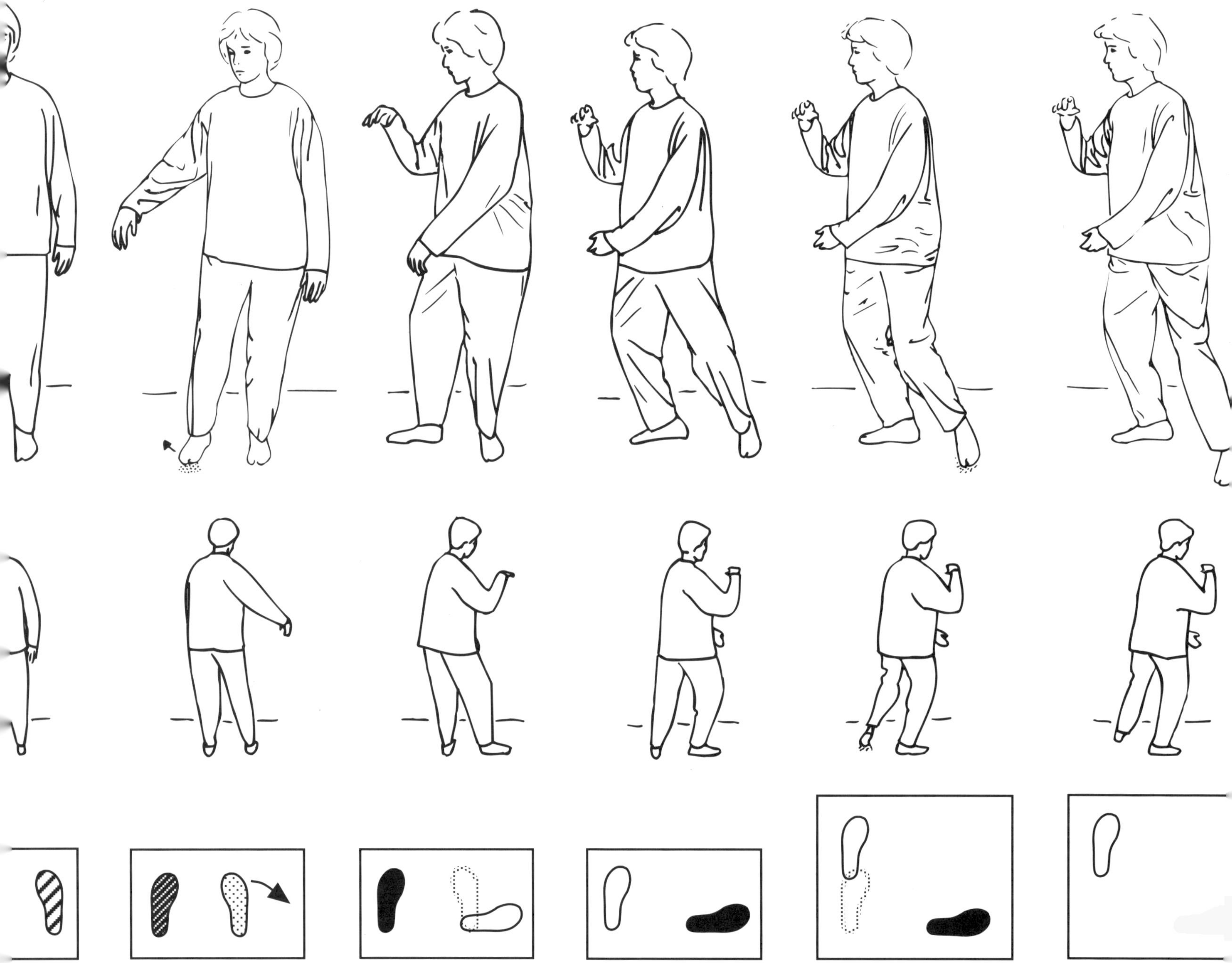

TEIL 1
1. Vorbereitung – Preparation

2. Der Anfa
Beginnin

1

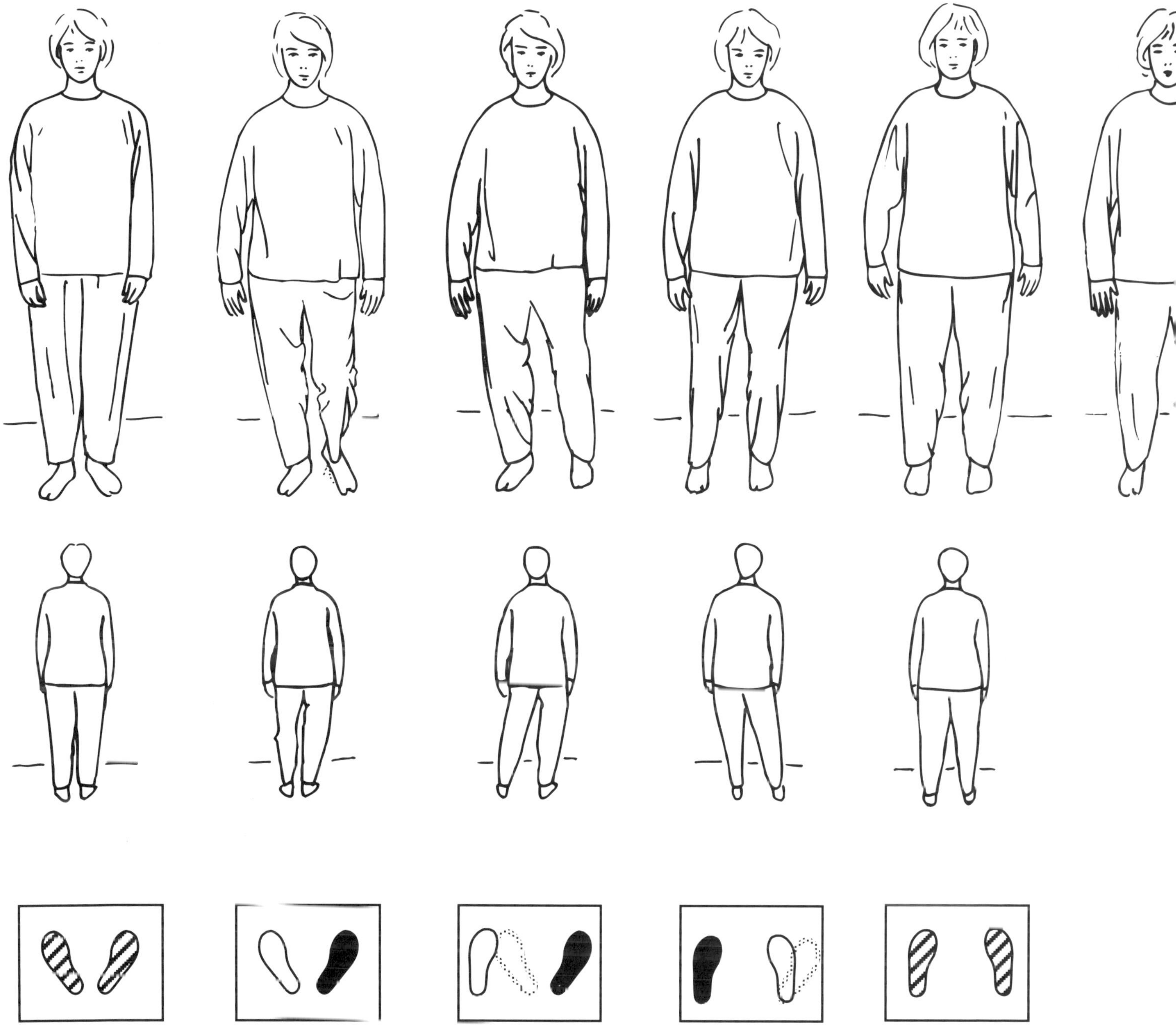

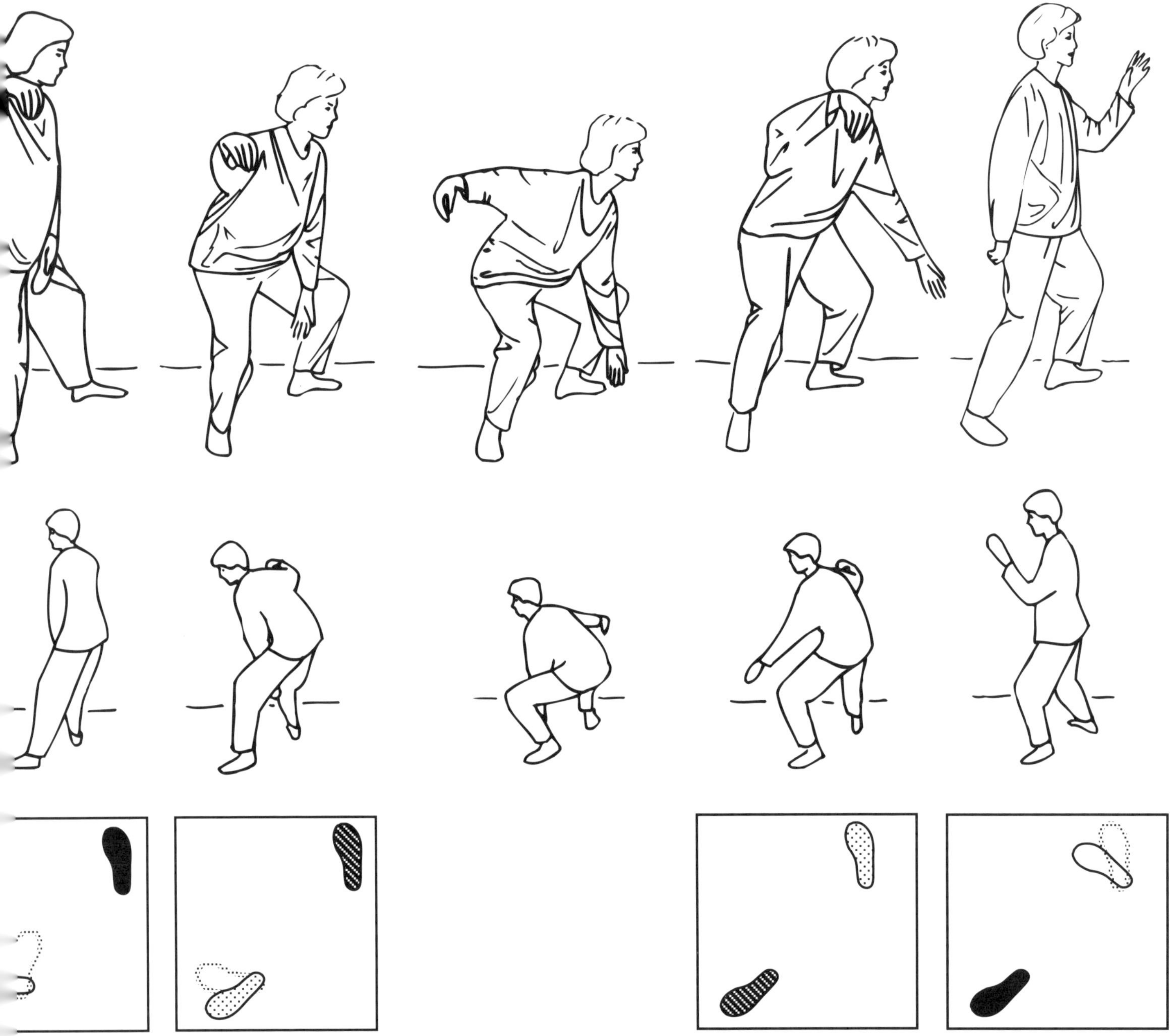

24. Gehockte Peitsche – Squatting Single Whip

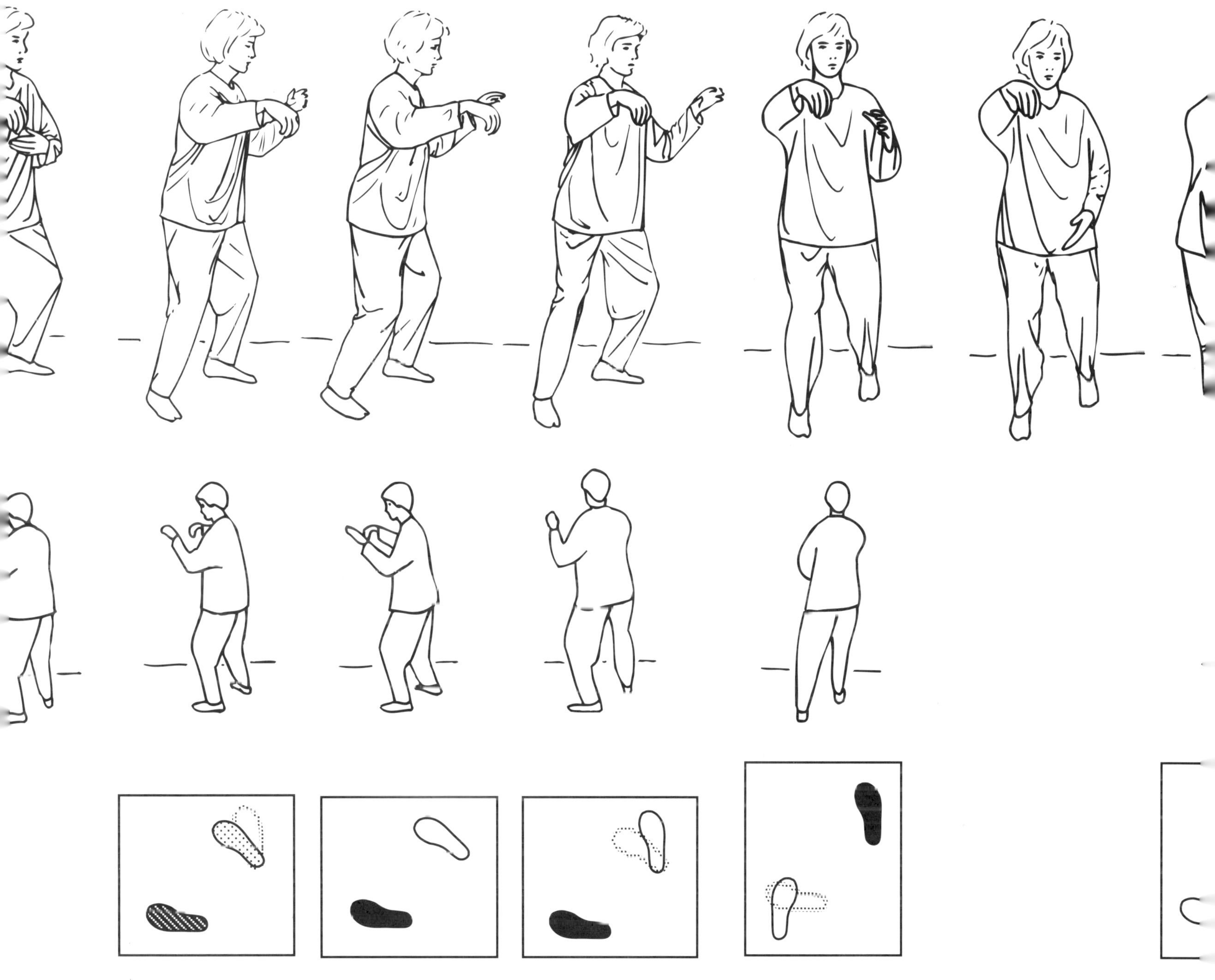

g oder „Wecke das Qi“
Raise Ch’i

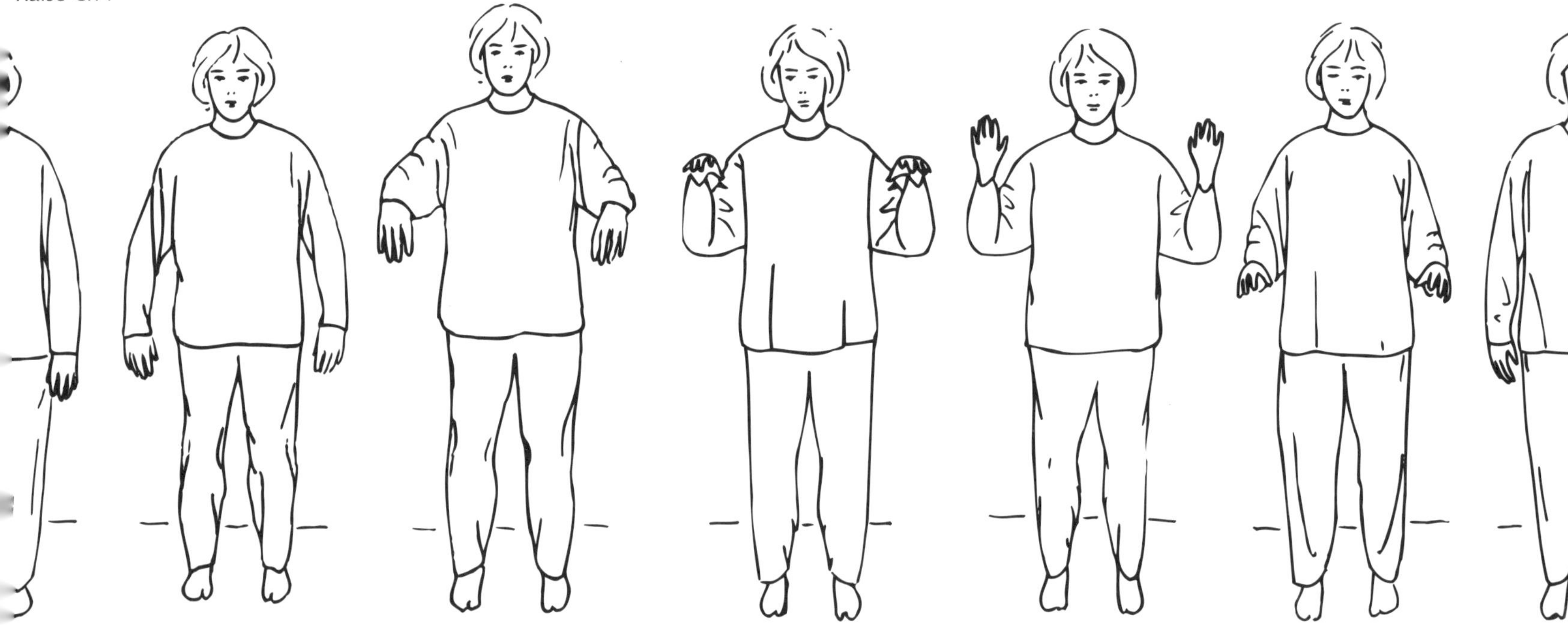

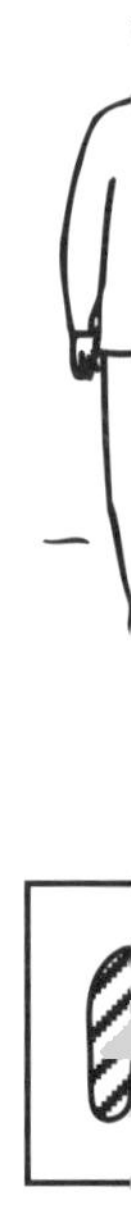

Der ganze Körper muß entspannt, locker und offen sein, sodaß das Qi, die vitale Energie, ihn ohne Behinderung durchdringen kann. Das ist das wesentliche Prinzip des T’ai Chi; sowohl im Sinn einer Gesundheitsübung, als auch im Sinn eines Selbstverteidigungssystems.

Cheng Man-ch’ing (1900-1975)

11. Weißer Kranich breitet seine Flügel aus
White Crane Spreads his Wings

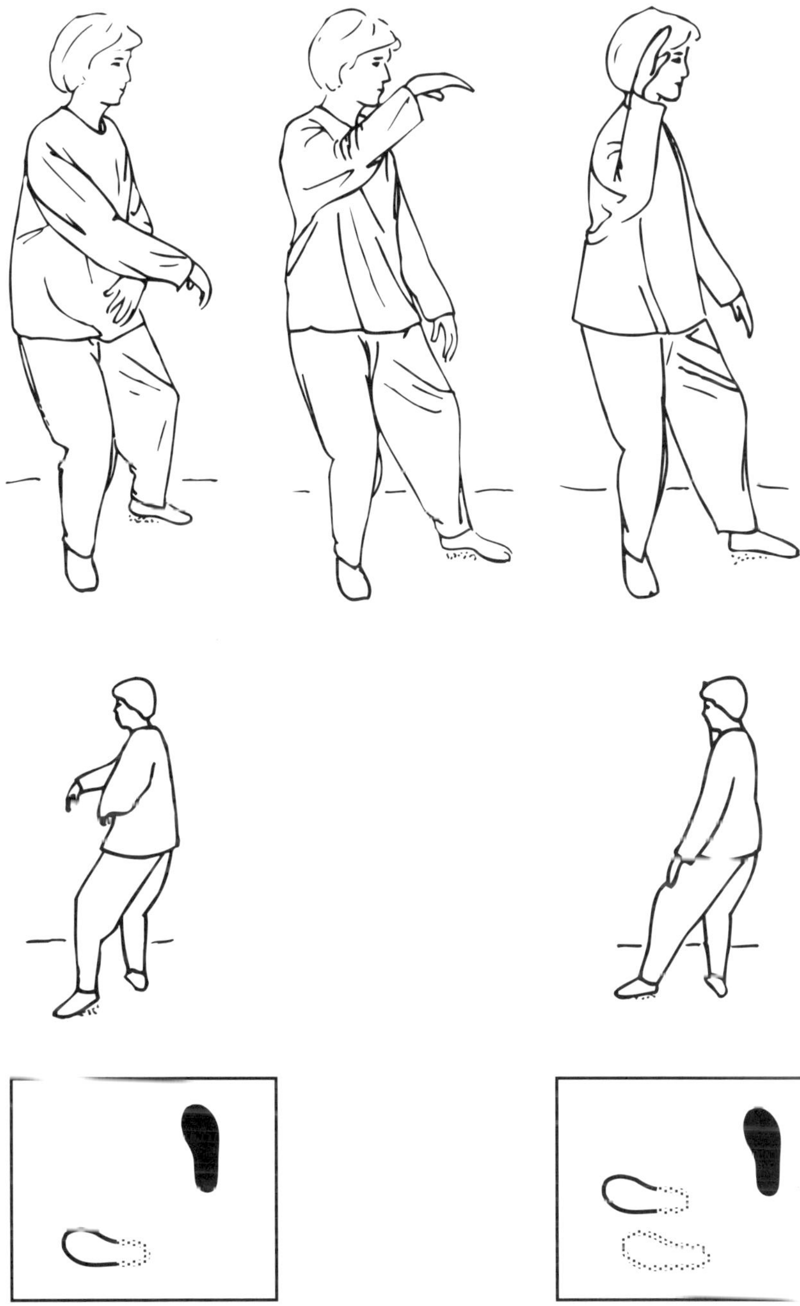

12. Knie streifen, links – Brush Knee, Left

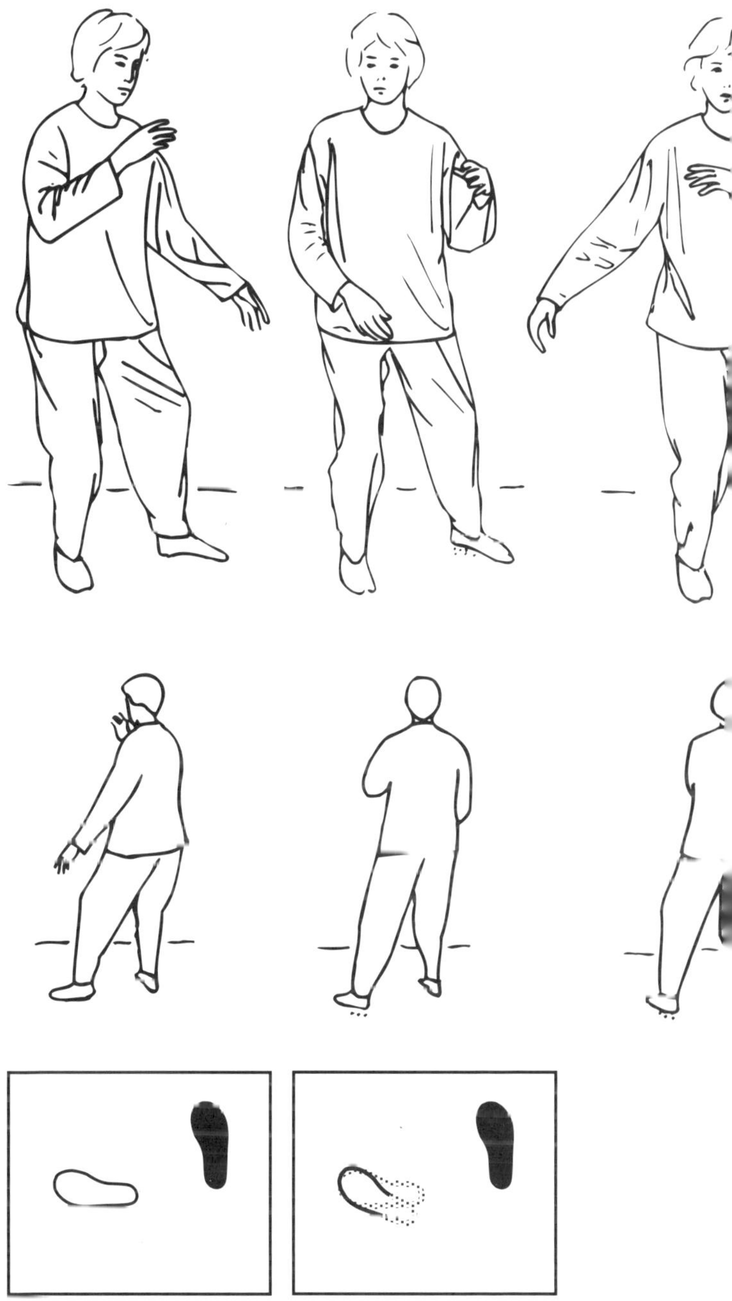

4

TEIL 3

32. Schöne Dame am Webstuhl, rechts – Fair Lady Works at Shuttles, Right

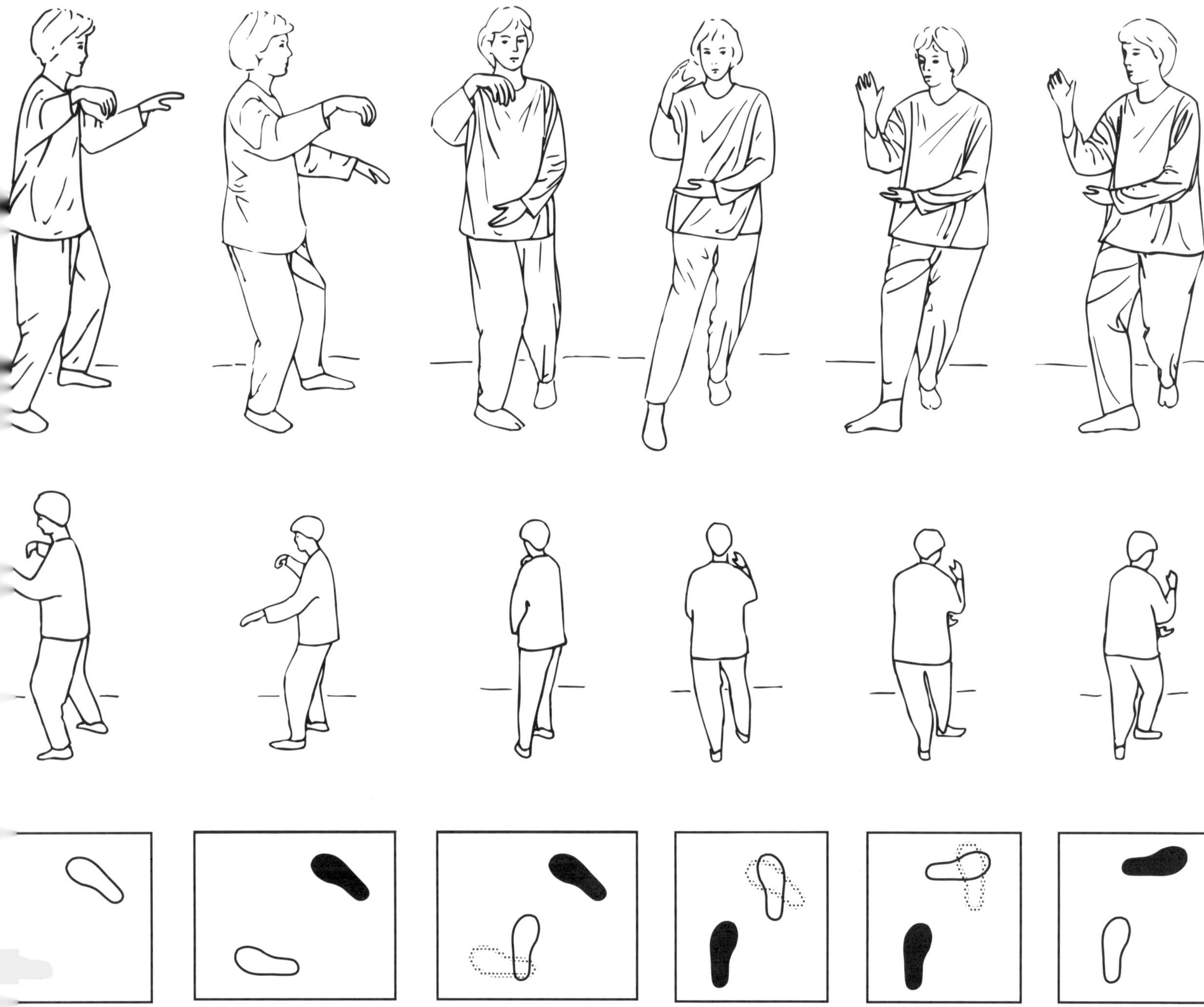

Abwehr nach rechts, (Wiederholung 4.)

12

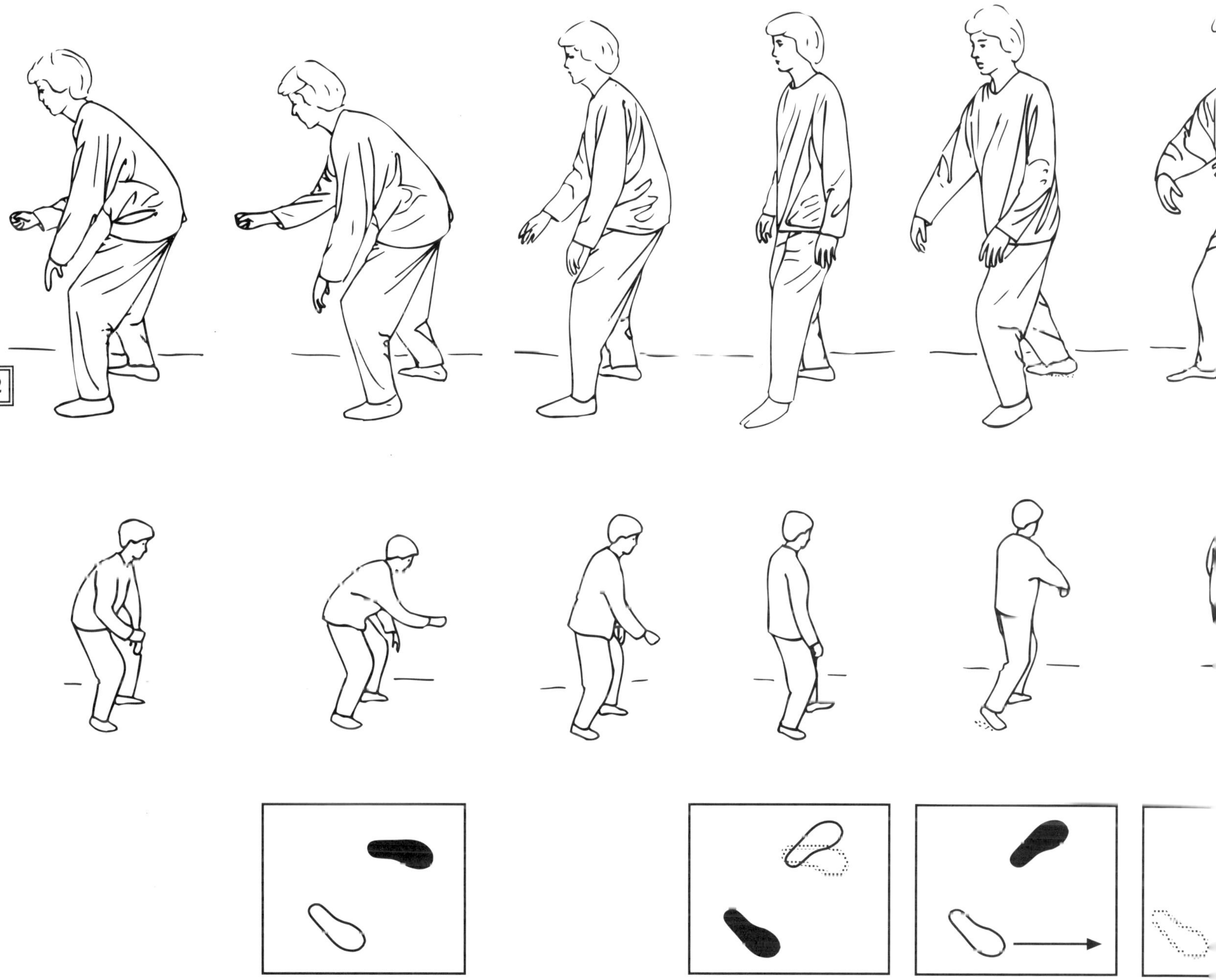

2.)

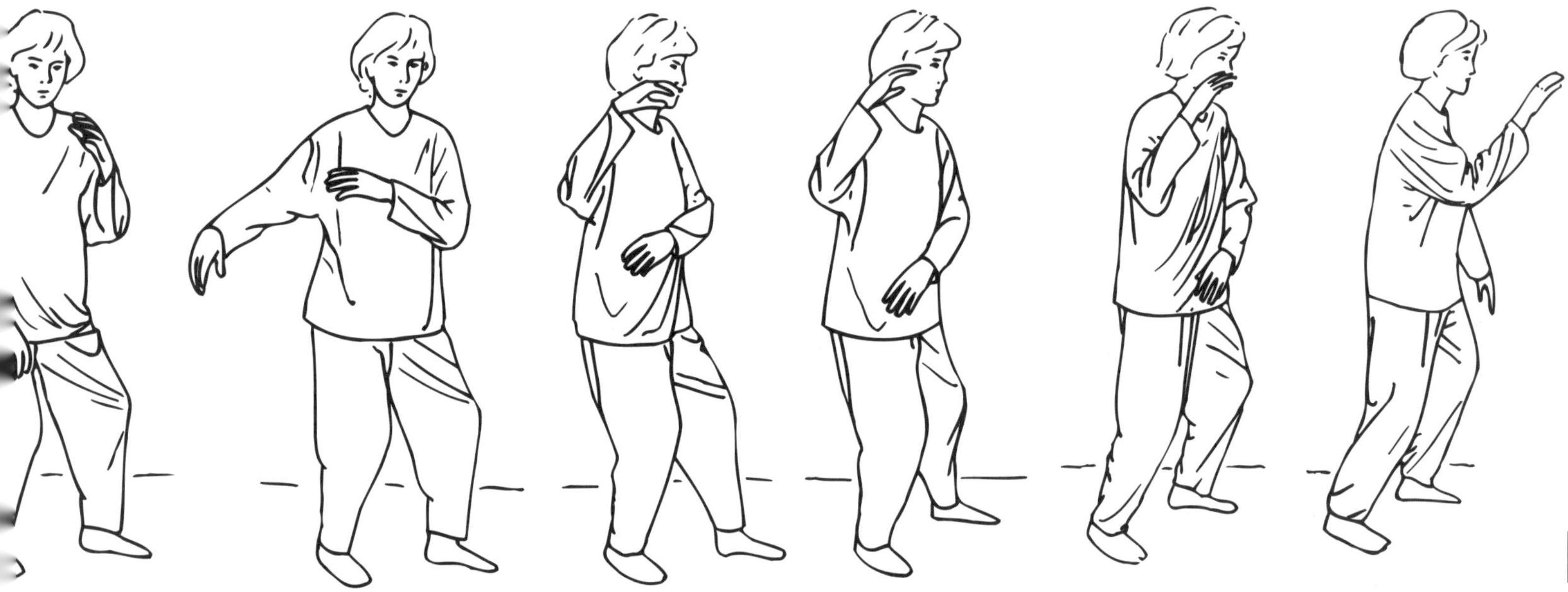

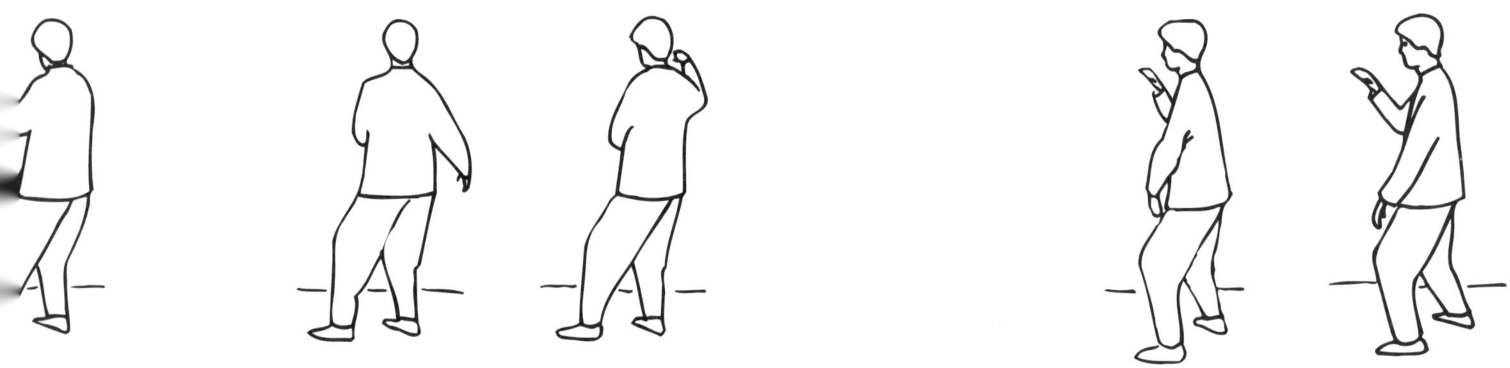

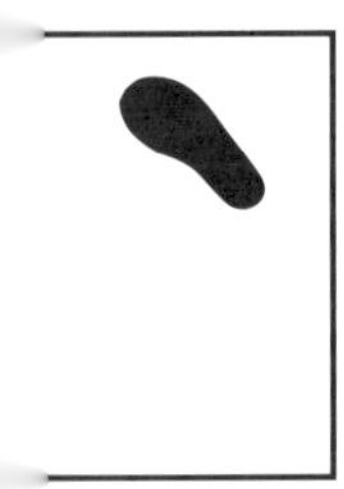

Ruhe wie ein Berg
bewege dich wie ein großer Fluß
Wu Yu-hsiang (1812 – 1880)

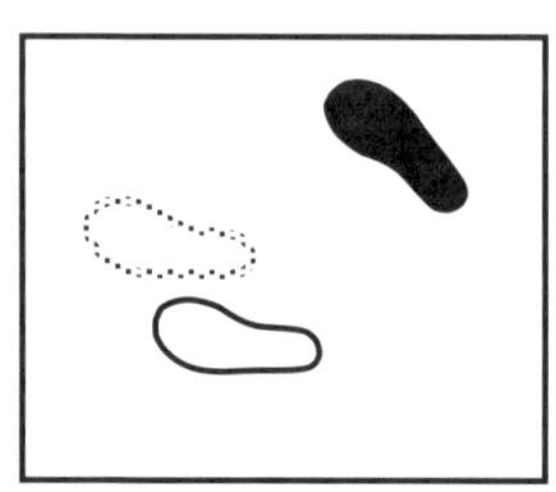

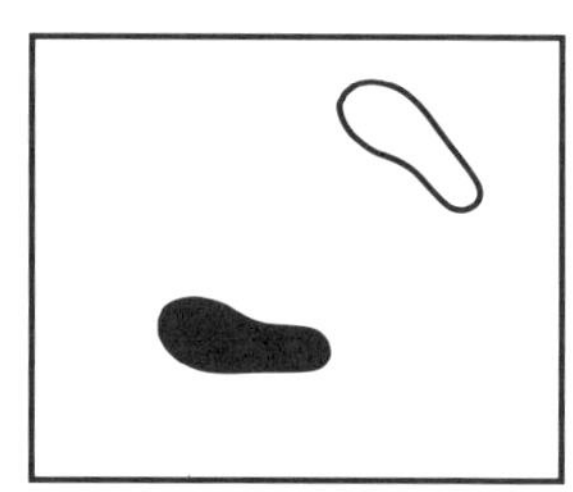

13. Spiele die Laute – Play Guitar or Play Lute

Knie streifen, links (Wiederholung

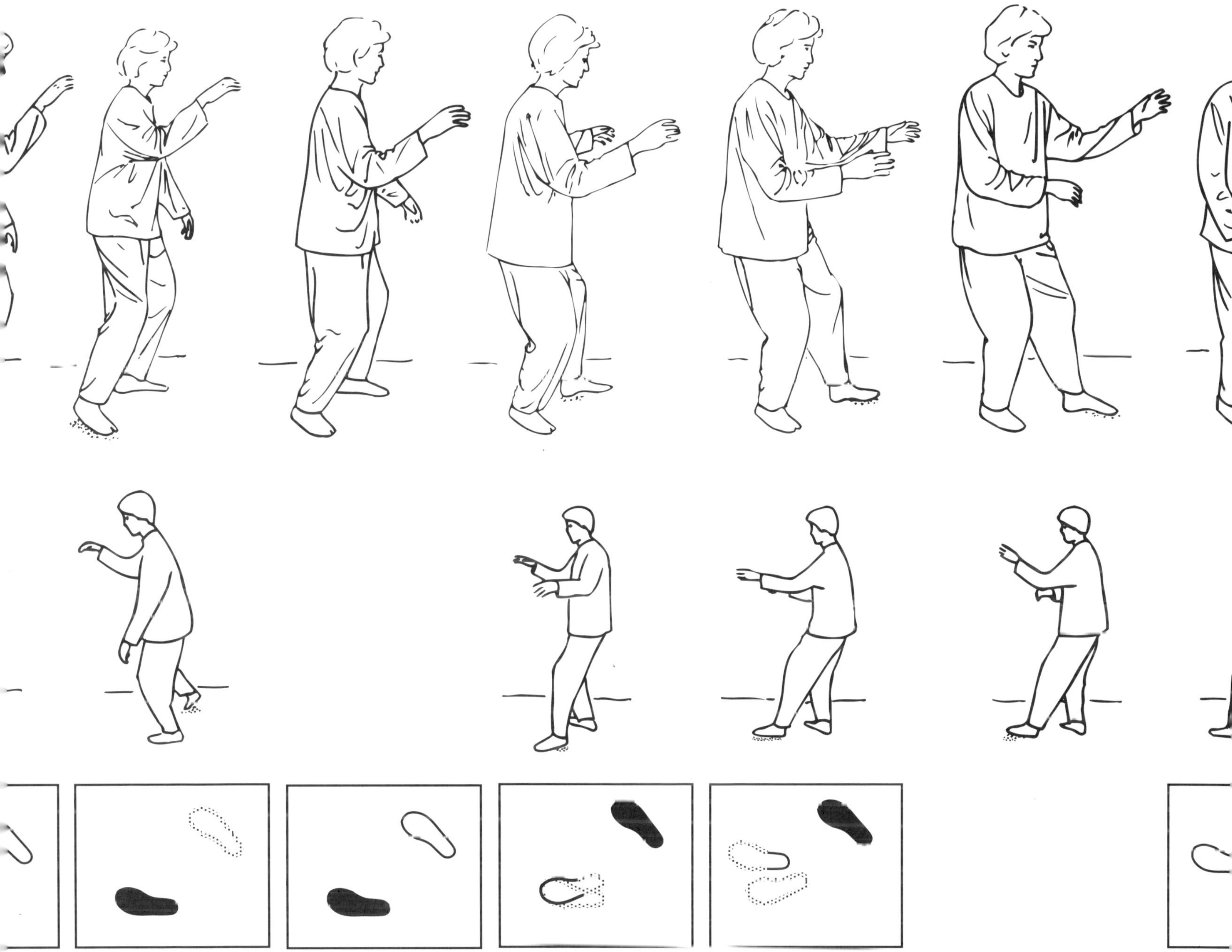

Zurückrollen, (Wiederholung 5.) Drücken, (Wiederholung 6.) Stoßen, (Wie

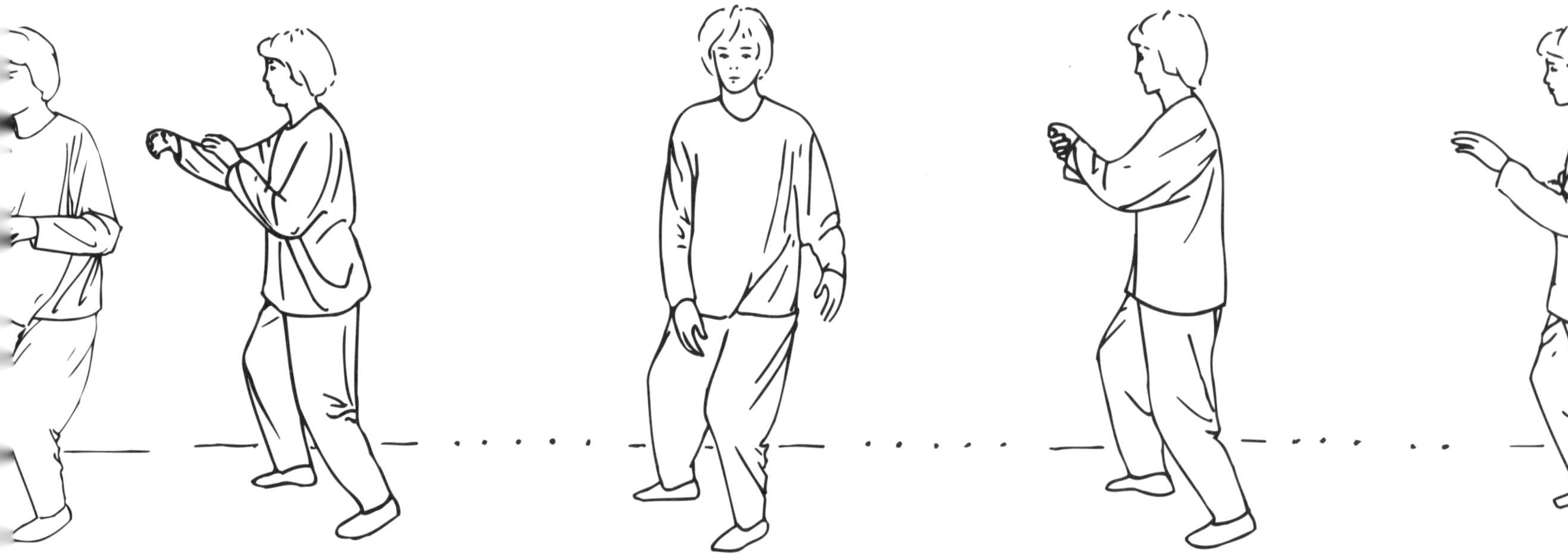

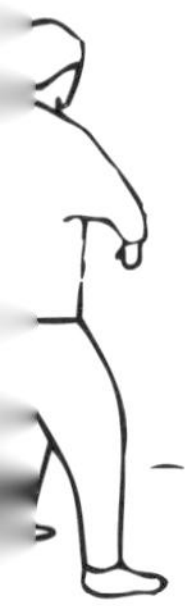

Alle Teile des Körpers sind miteinander verbunden,
ohne die geringste Unterbrechung.

Chang San-feng

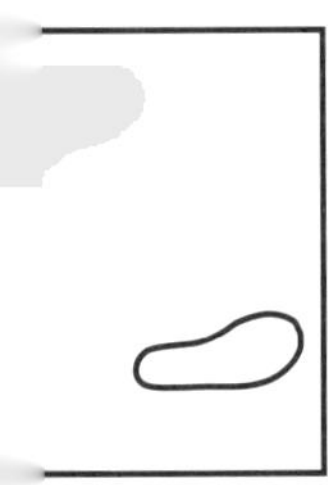

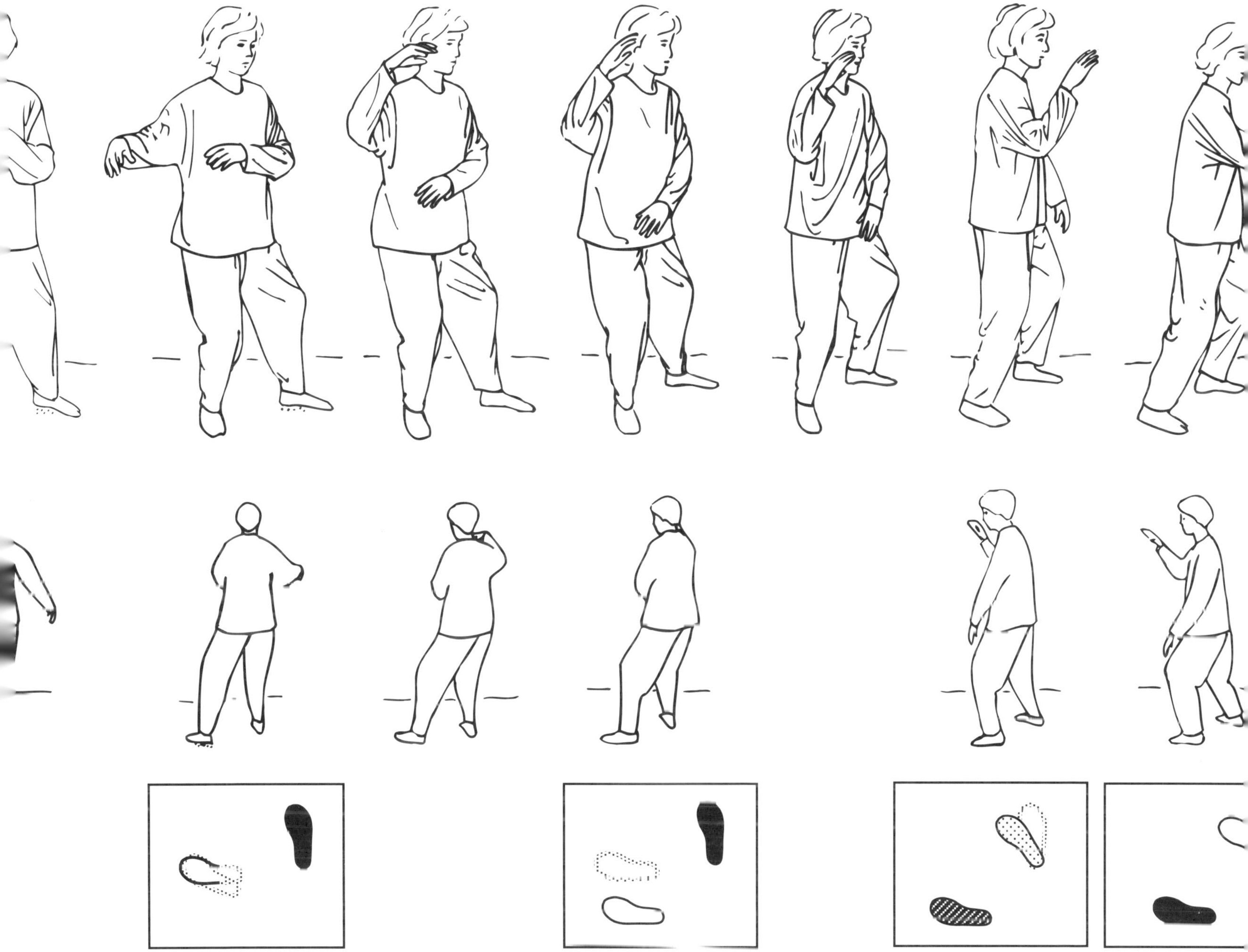

derholung 7.)

Peitsche, (Wiederholung 8.)

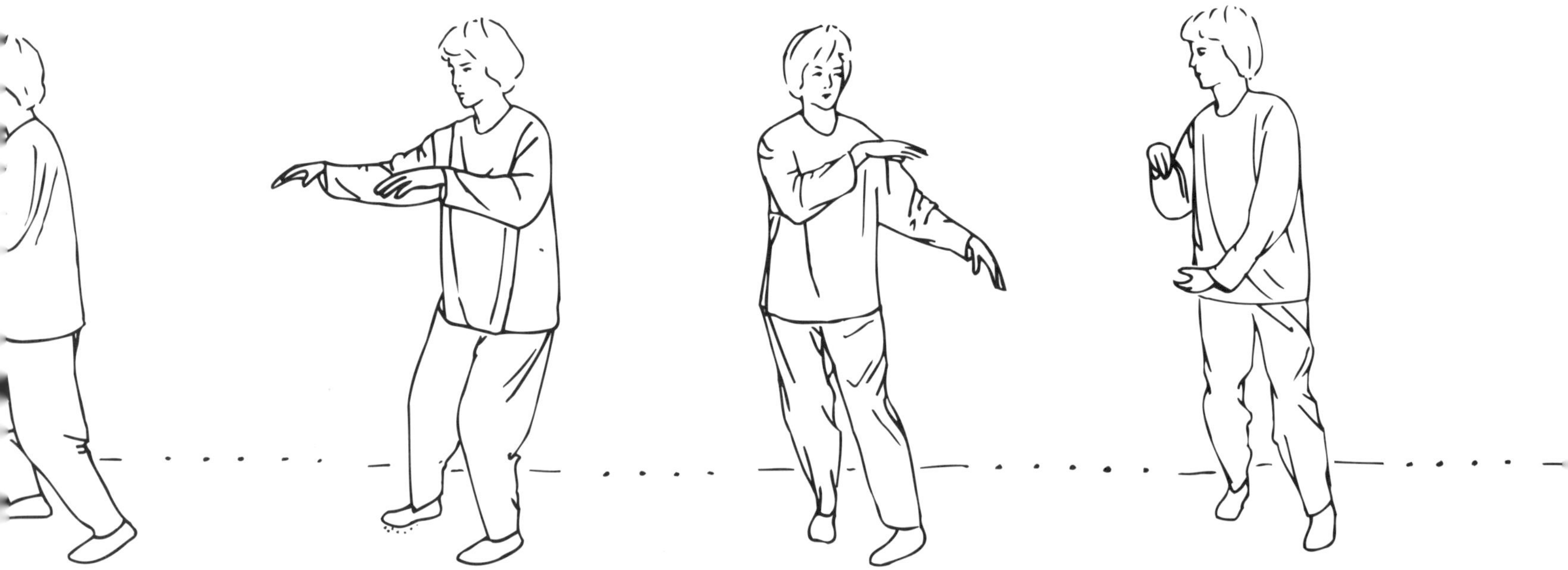

Voll und leer sollten klar unterschieden werden
An einem Ort ist zugleich Nicht-Sein und Sein;
jeder Ort hat dasselbe Nicht-Sein und Sein.

Chang San-feng

14. Schritt vorwärts, nach unten abwenden, parieren und Fauststoß
Step Forward, Deflect Downward, Parry and Punch

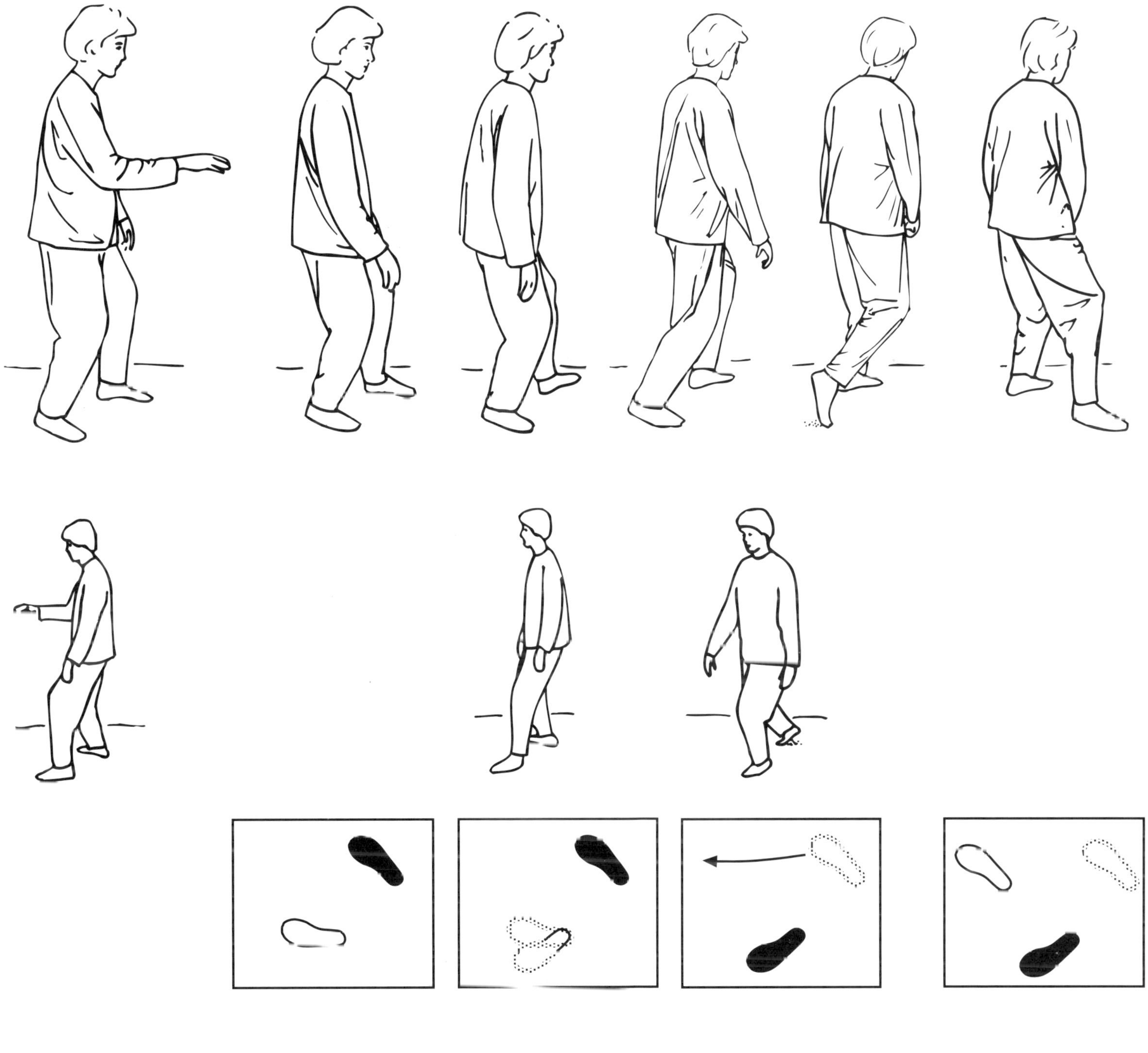

Schöne Dame am Webstuhl, links (Wiederholung 33.)

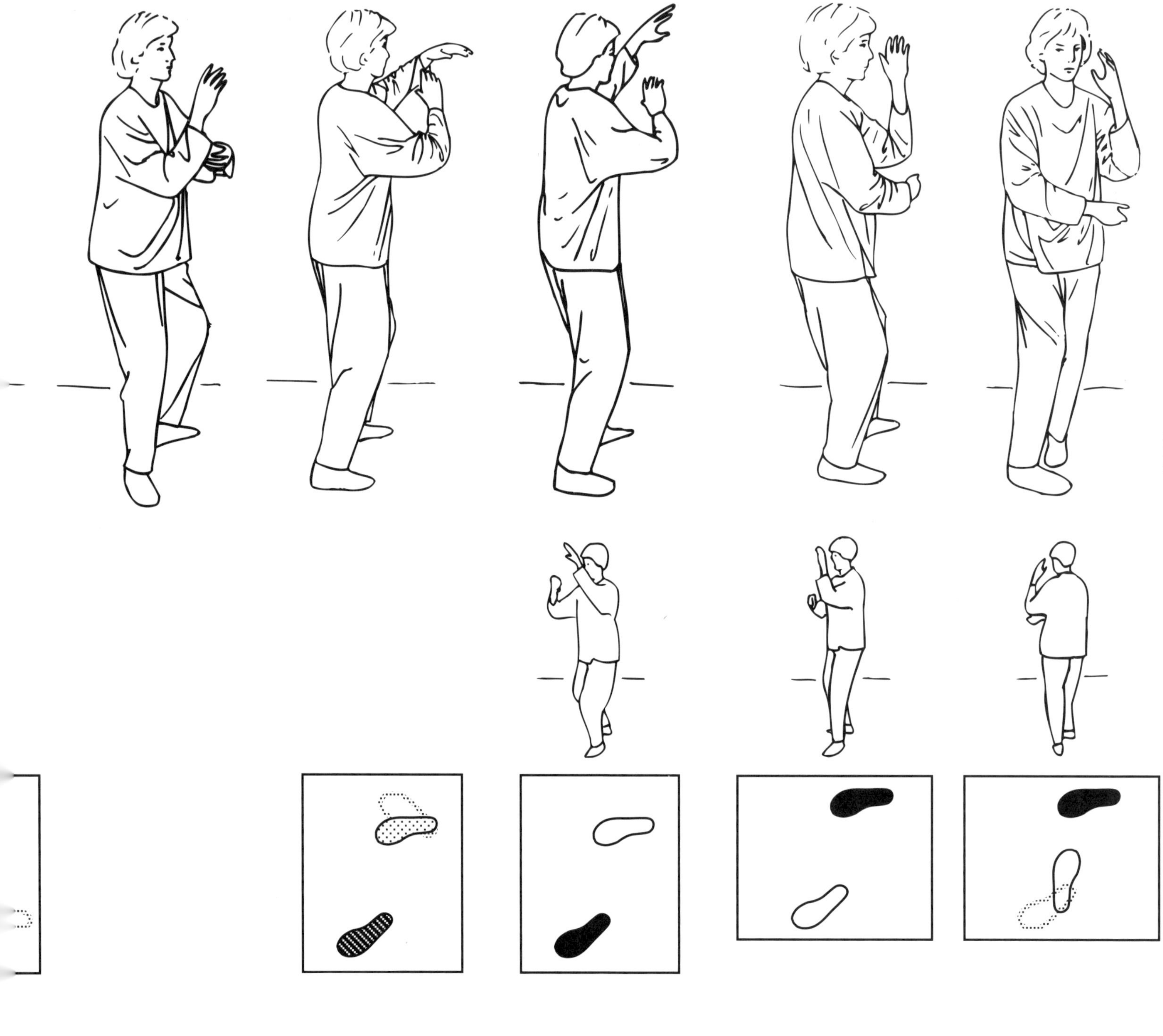

13

33. Schöne Dame am Web

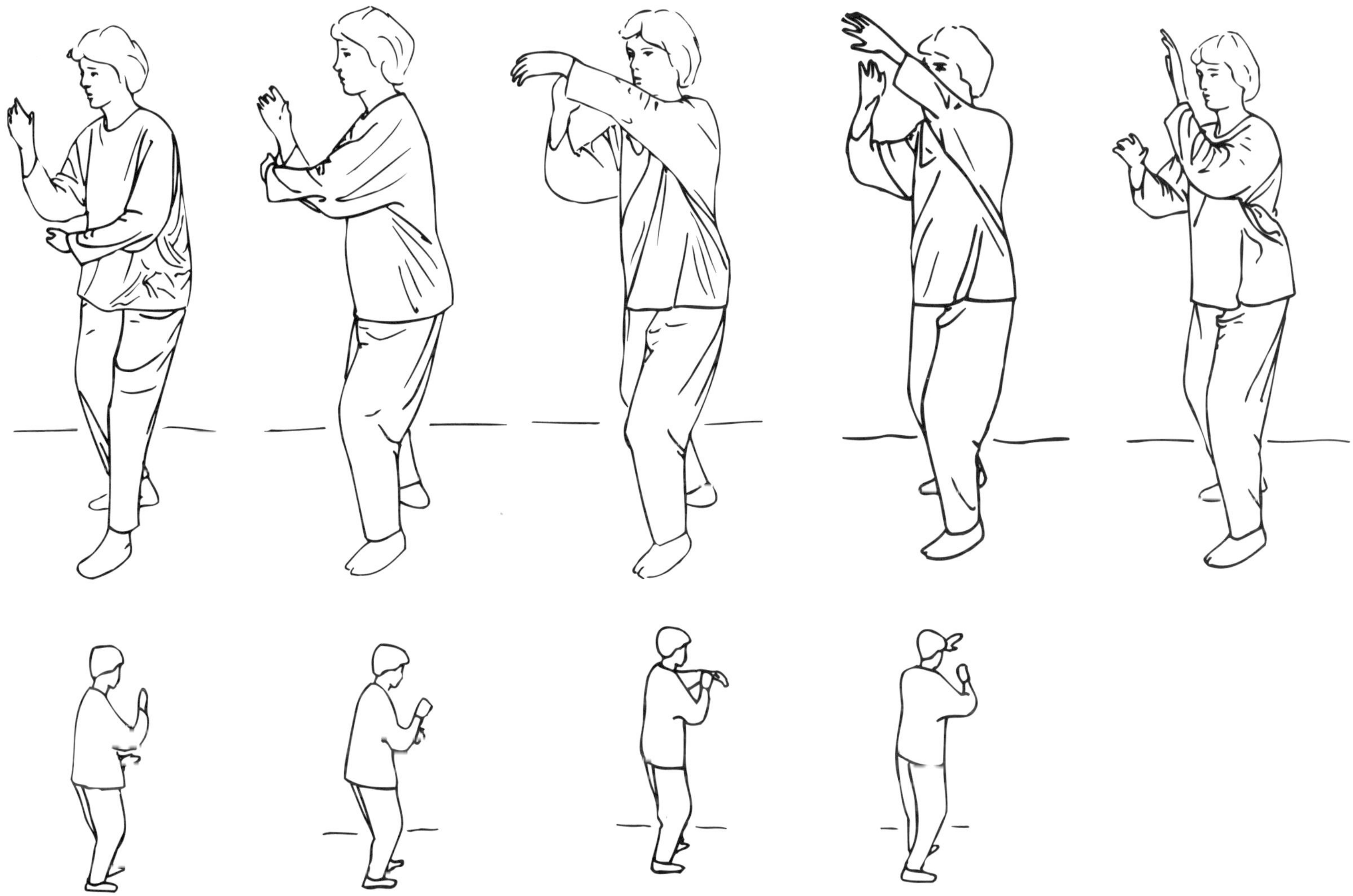

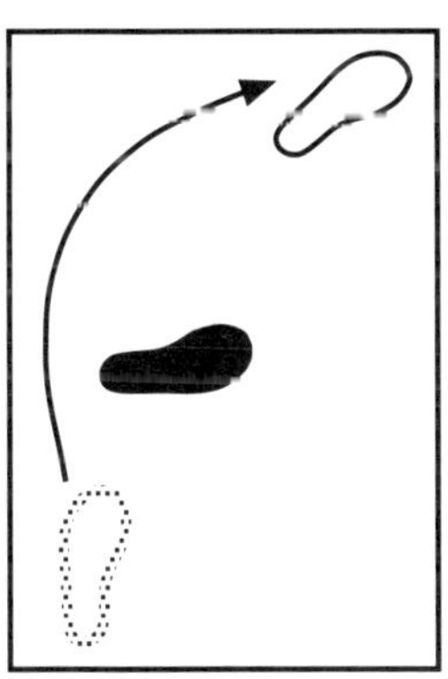

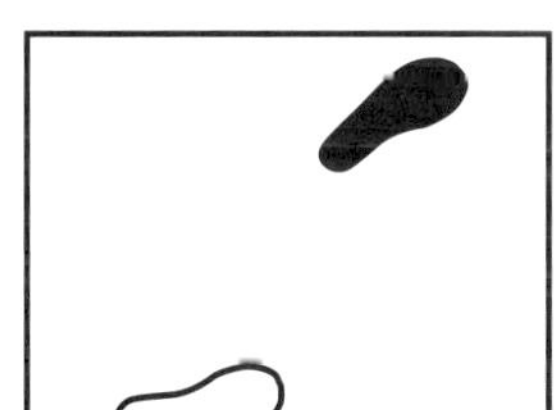

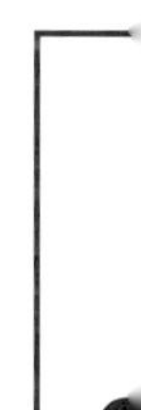

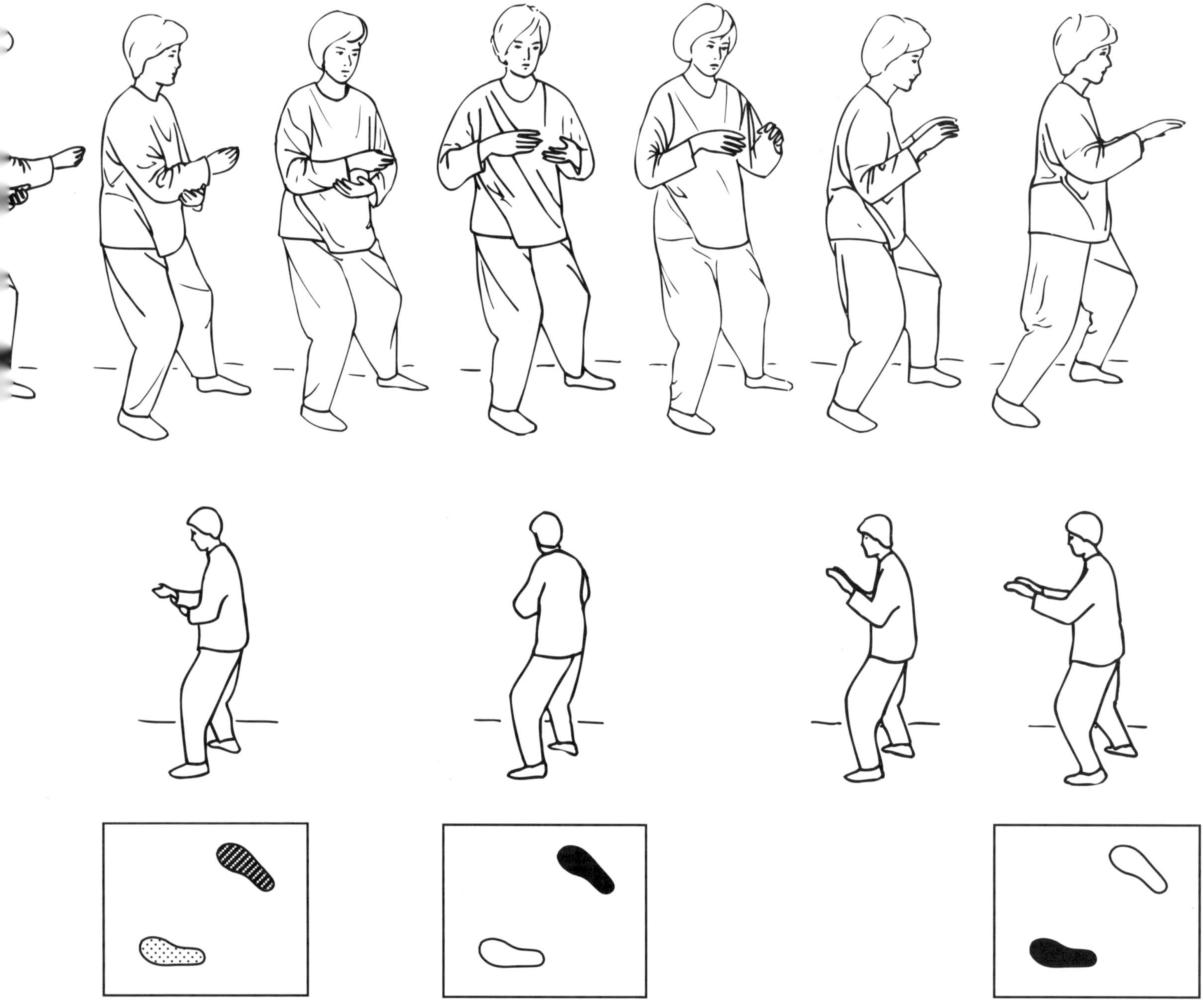

Schöne Dame am Webstuhl, rechts (Wiederholung 32.)

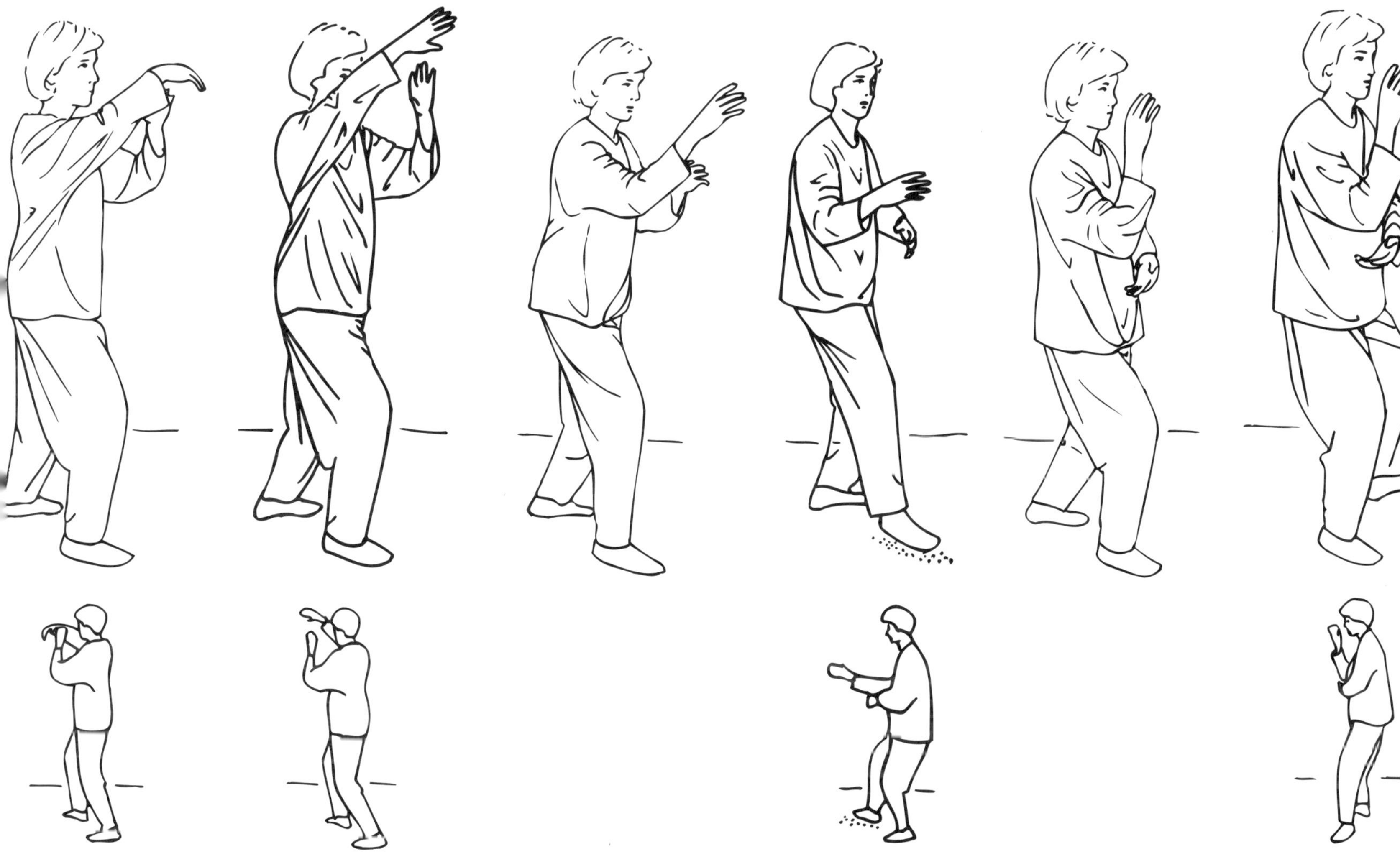

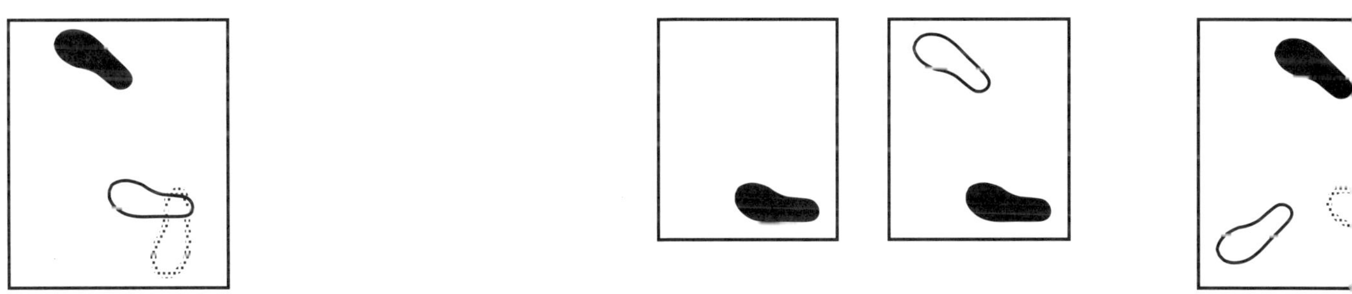

zlich,
Üben.

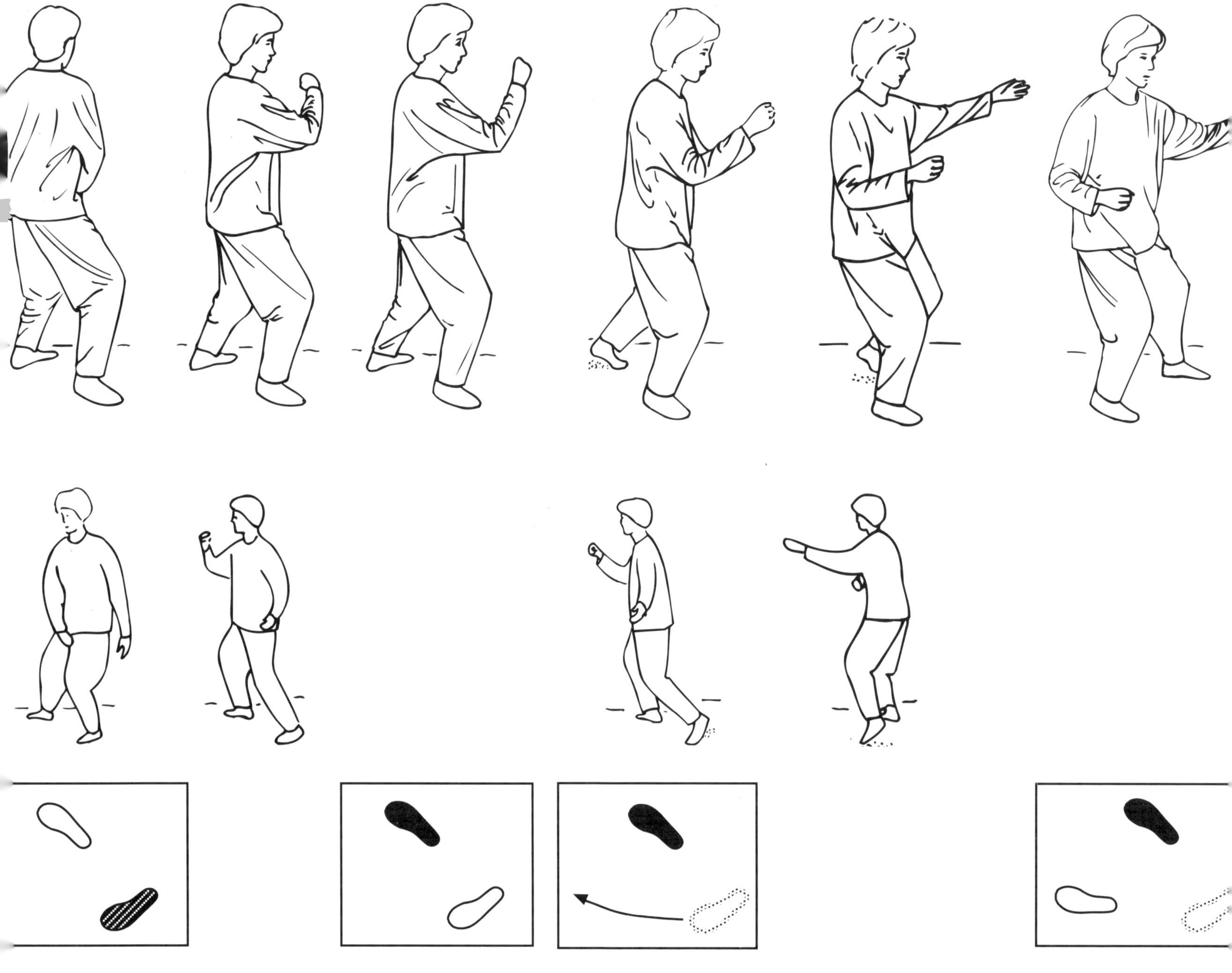

uhl, links – Fair Lady Works at Shuttles, Left

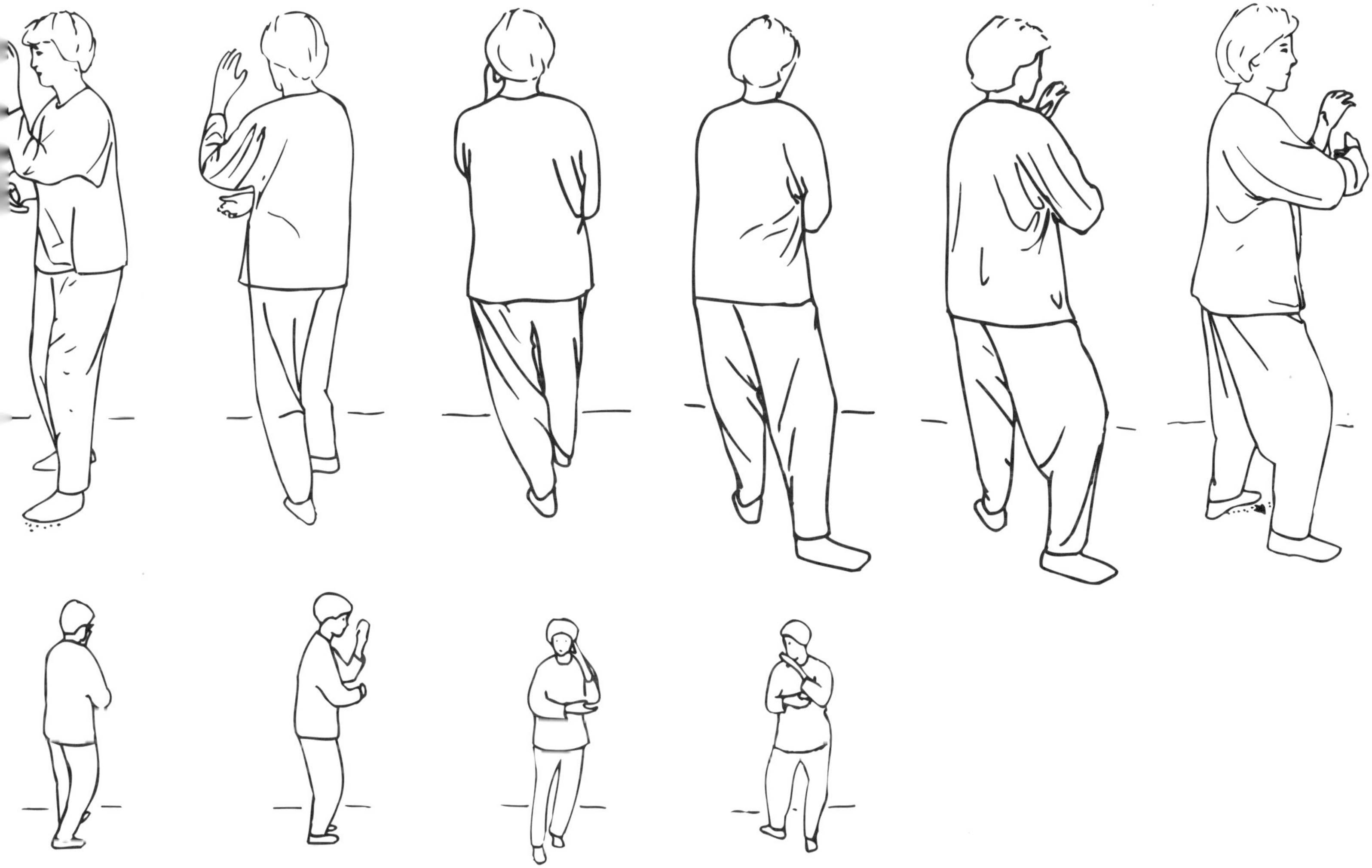

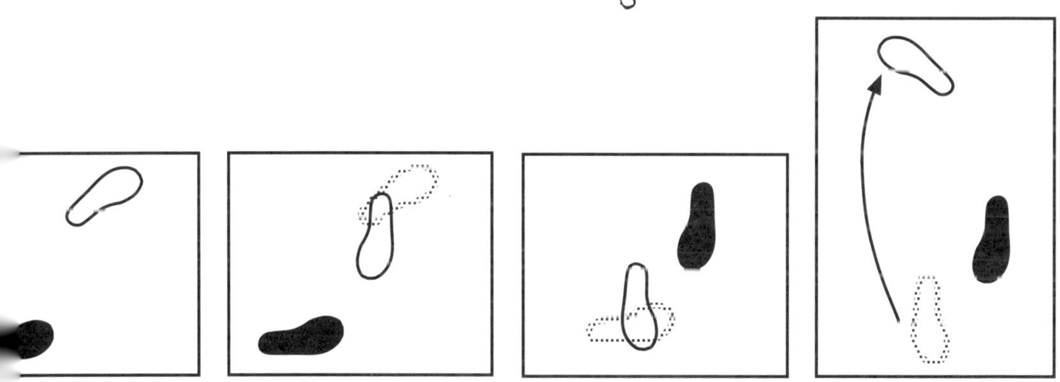

Verständnis kommt nicht plöt
sondern durch ausdauerndes

Wang Isung-yueh (1736-1795

15. Zurückziehen und Stoßen – Withdraw and Push

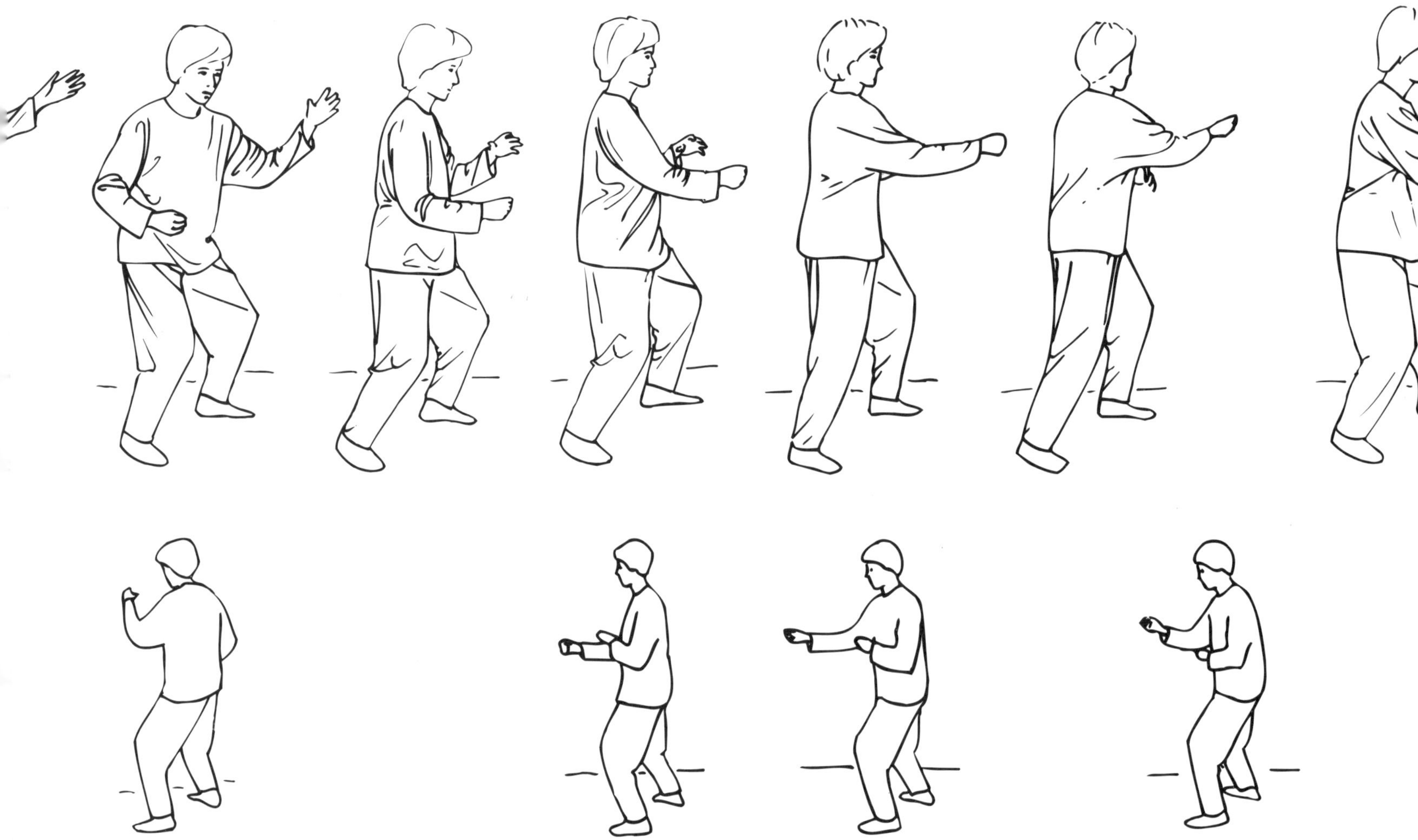

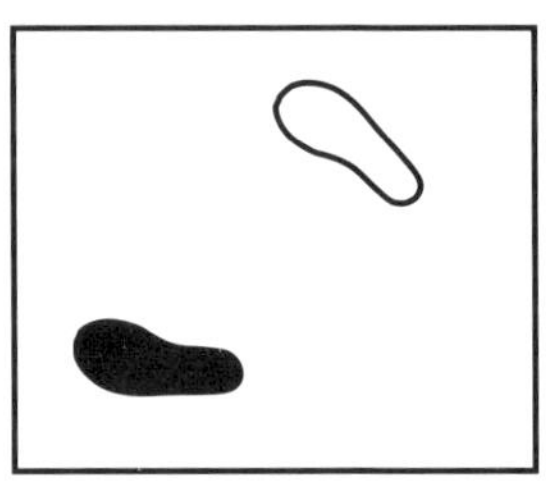

T'ai Chi ist wie ein großer Fluß,
der ohne Unterbrechung strömt.
Chang San-feng

16. Hände kreuzen – Cross Hands

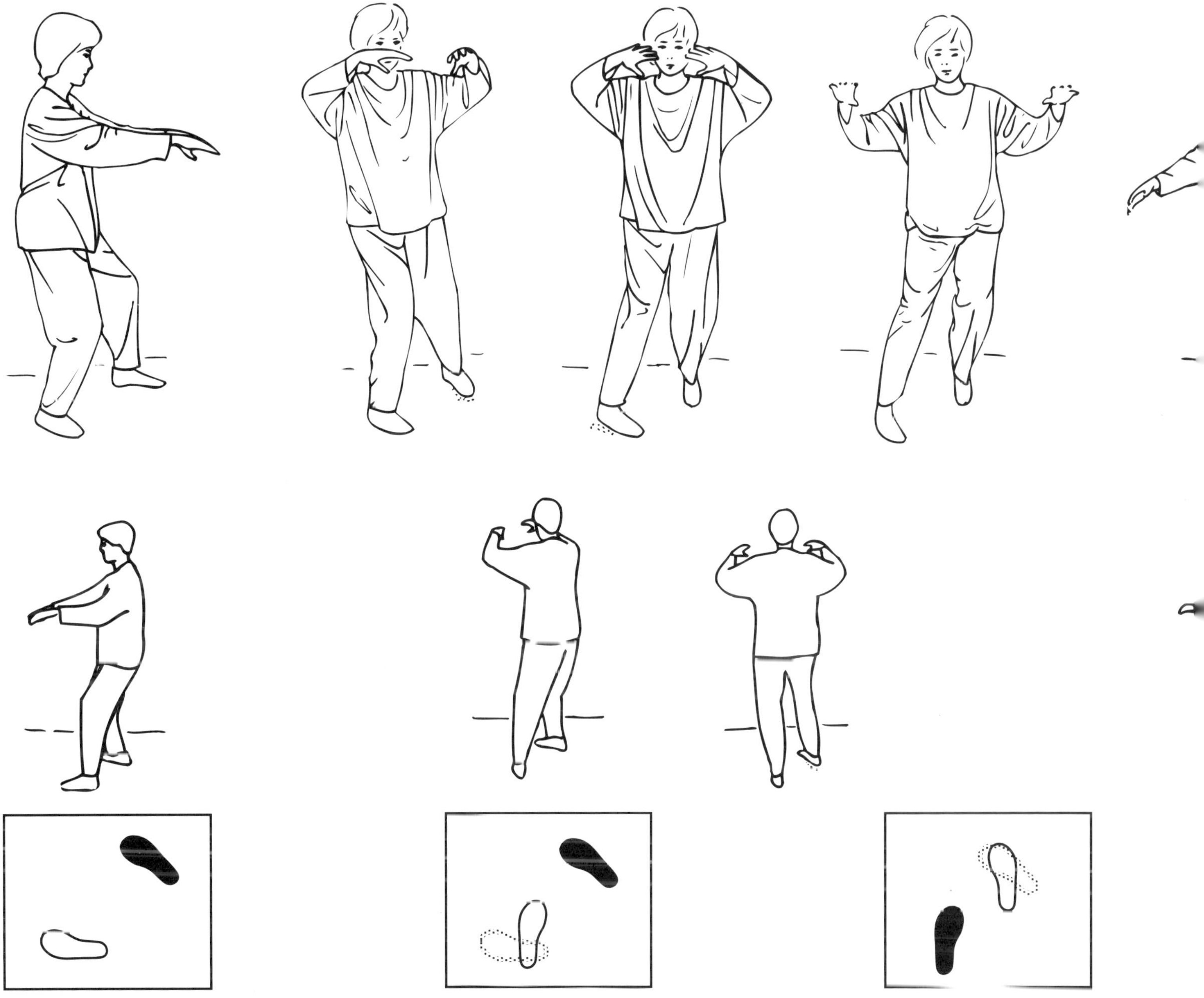

Gehockte Peitsche (Wiederholung 24.)

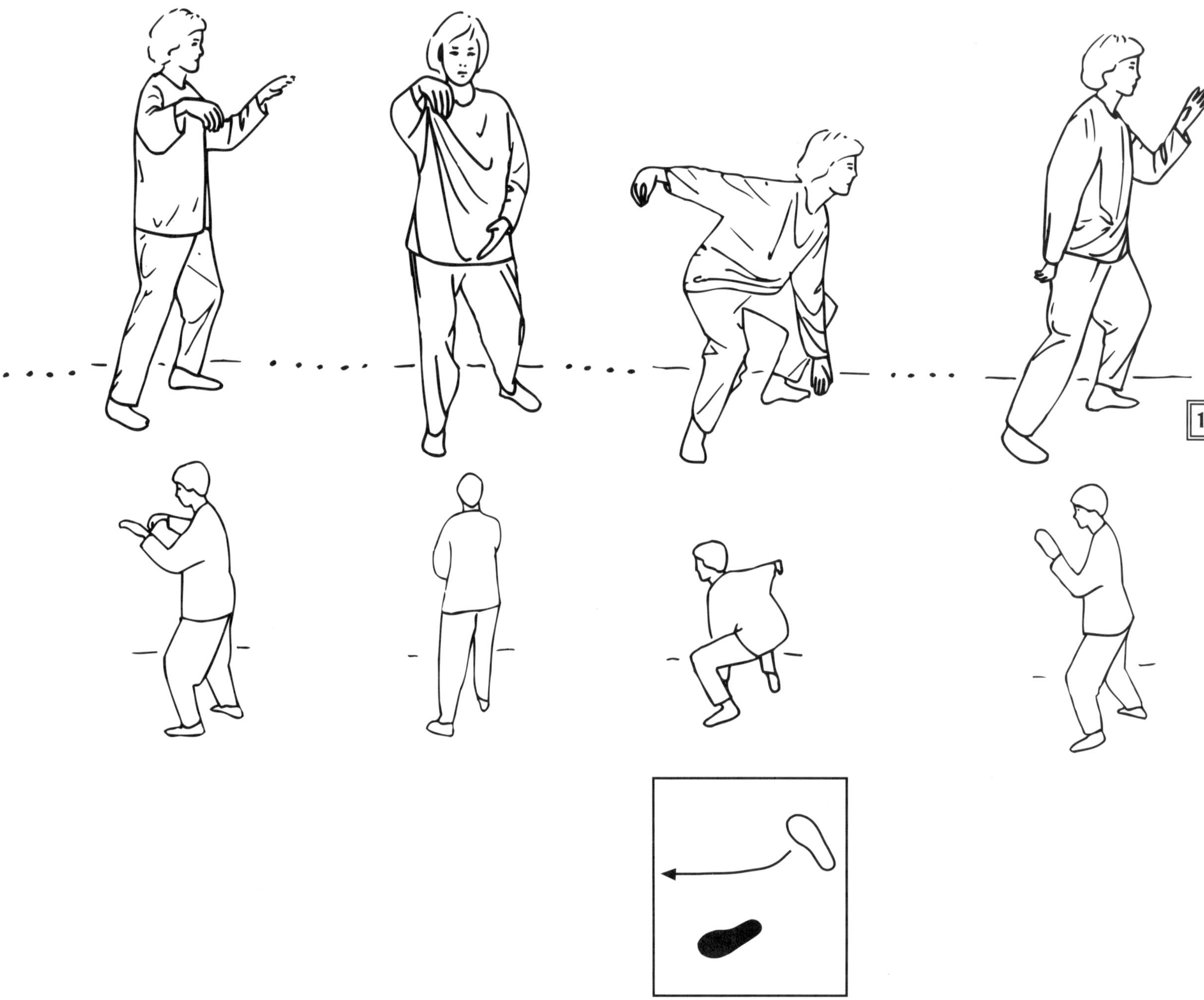

Abwehr nach links (Wiederhol

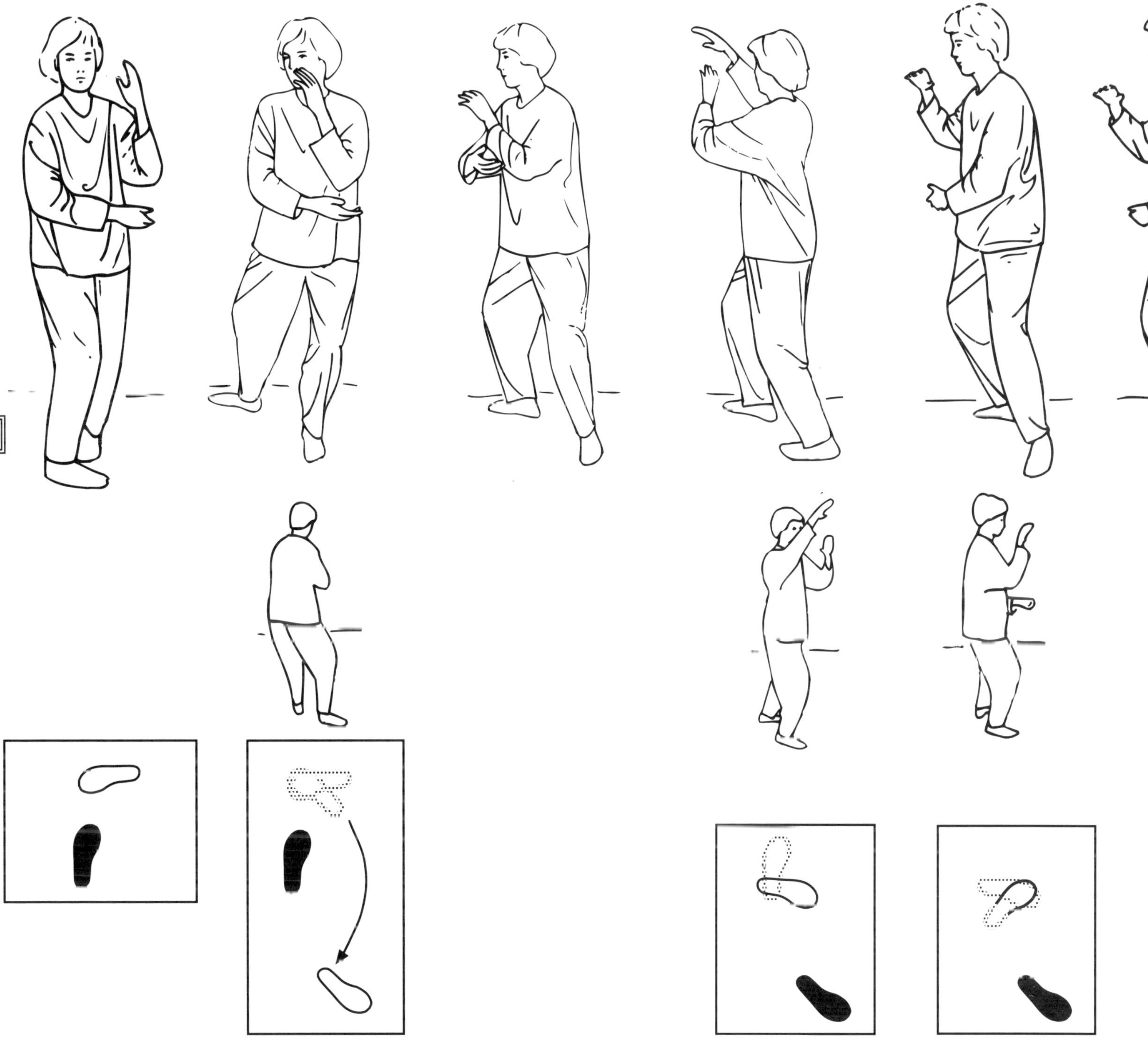

Darstellung:
len, Drücken und Stoßen. Bewegungsrichtung diagonal (SO)

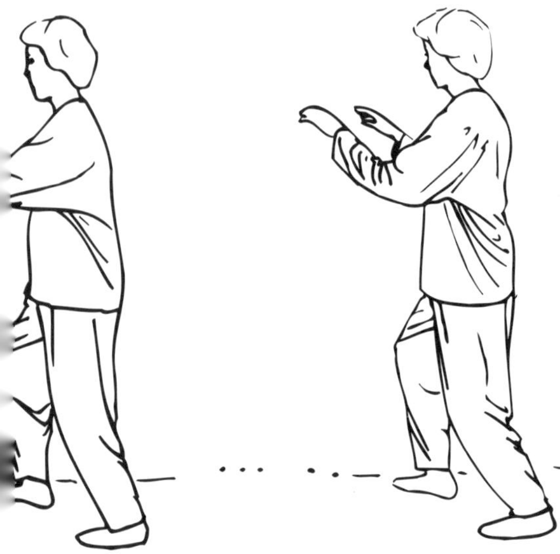

Diagonale Peitsche, (Wiederholung 8, nach NW gerichtet, verkürzte Darstellung)

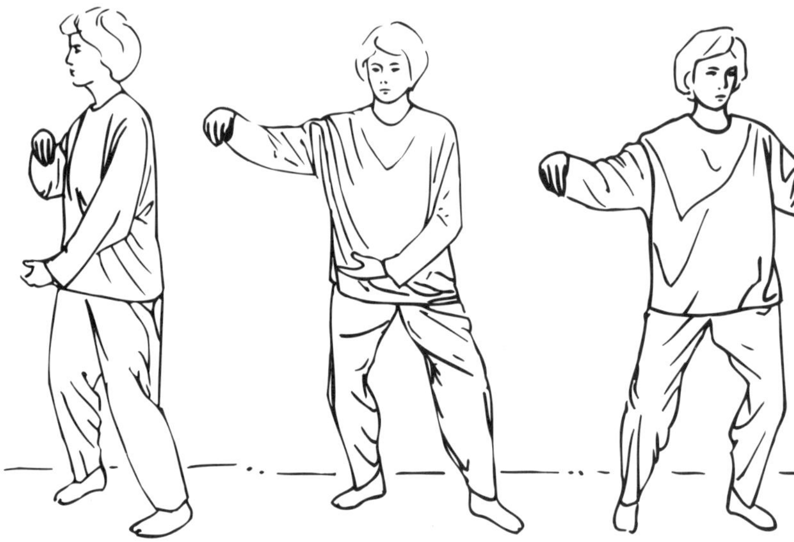

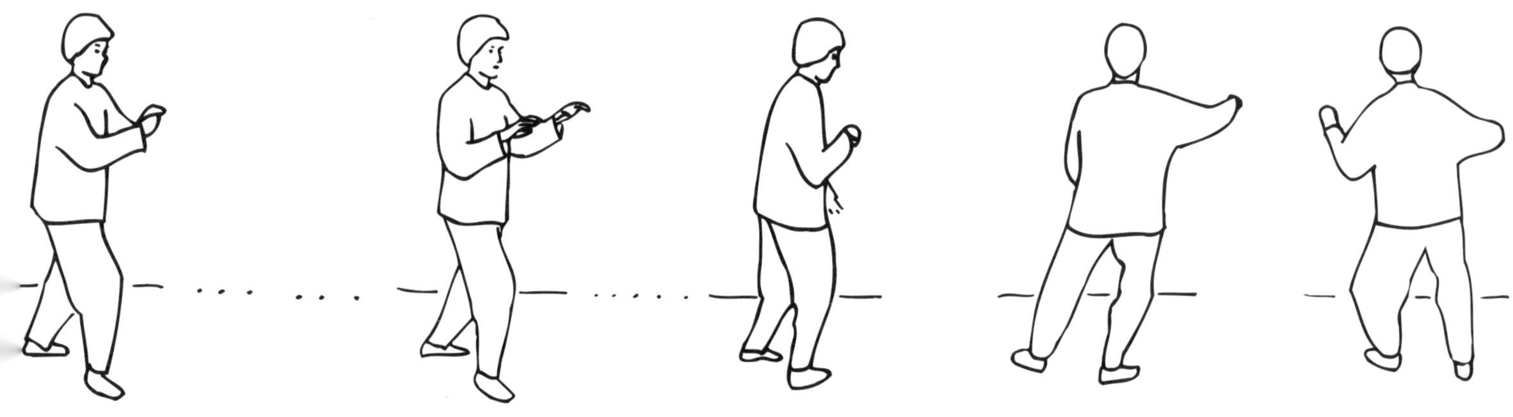

weicher und schwächer als Wasser
s wie Wasser Starres und Hartes bezwingt.
h strömt es nach seiner Art.
tse (ca. 6.-5.Jh.v.Chr.)

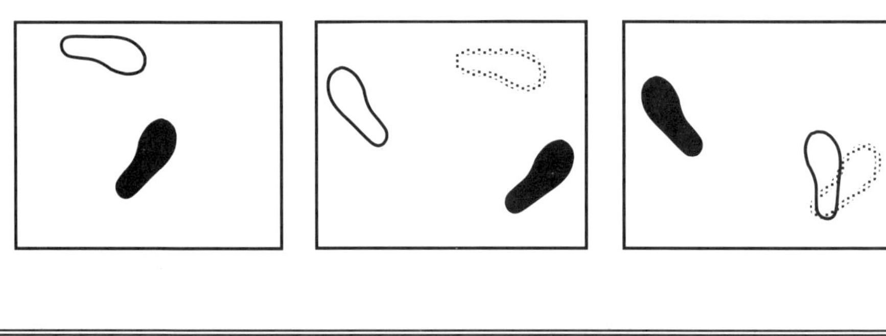

d zum Berg zurückkehren
Return To Mountain

Wiederholungen von 5. – 7. in verkürzte
Fasse den Vogel beim Schwanz – Zurückr

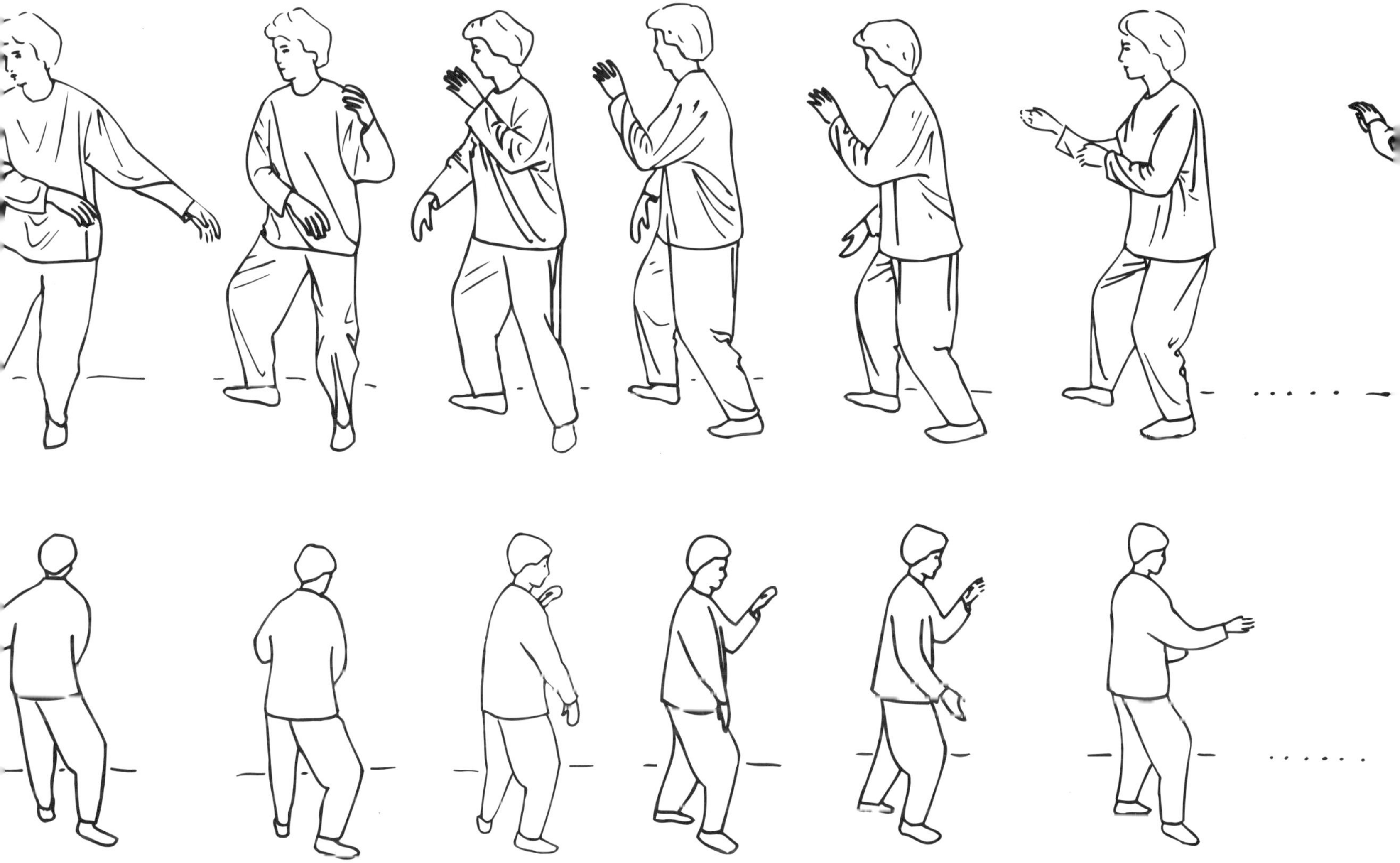

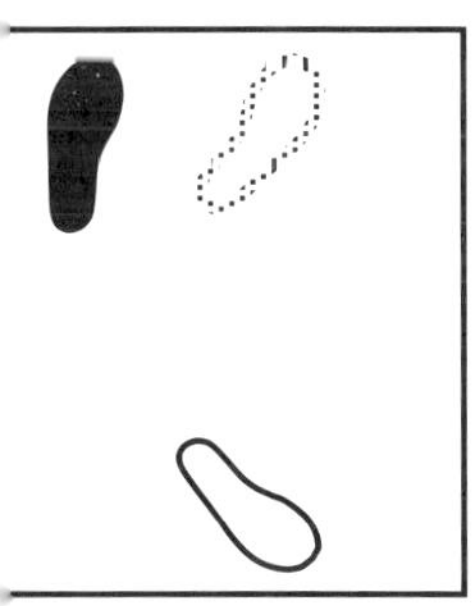

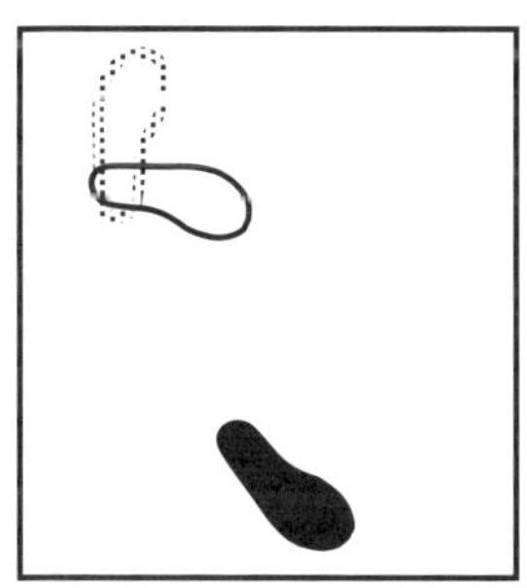

Nichts in der Welt
und doch gibt es nichts,
Unabände

g 3.)

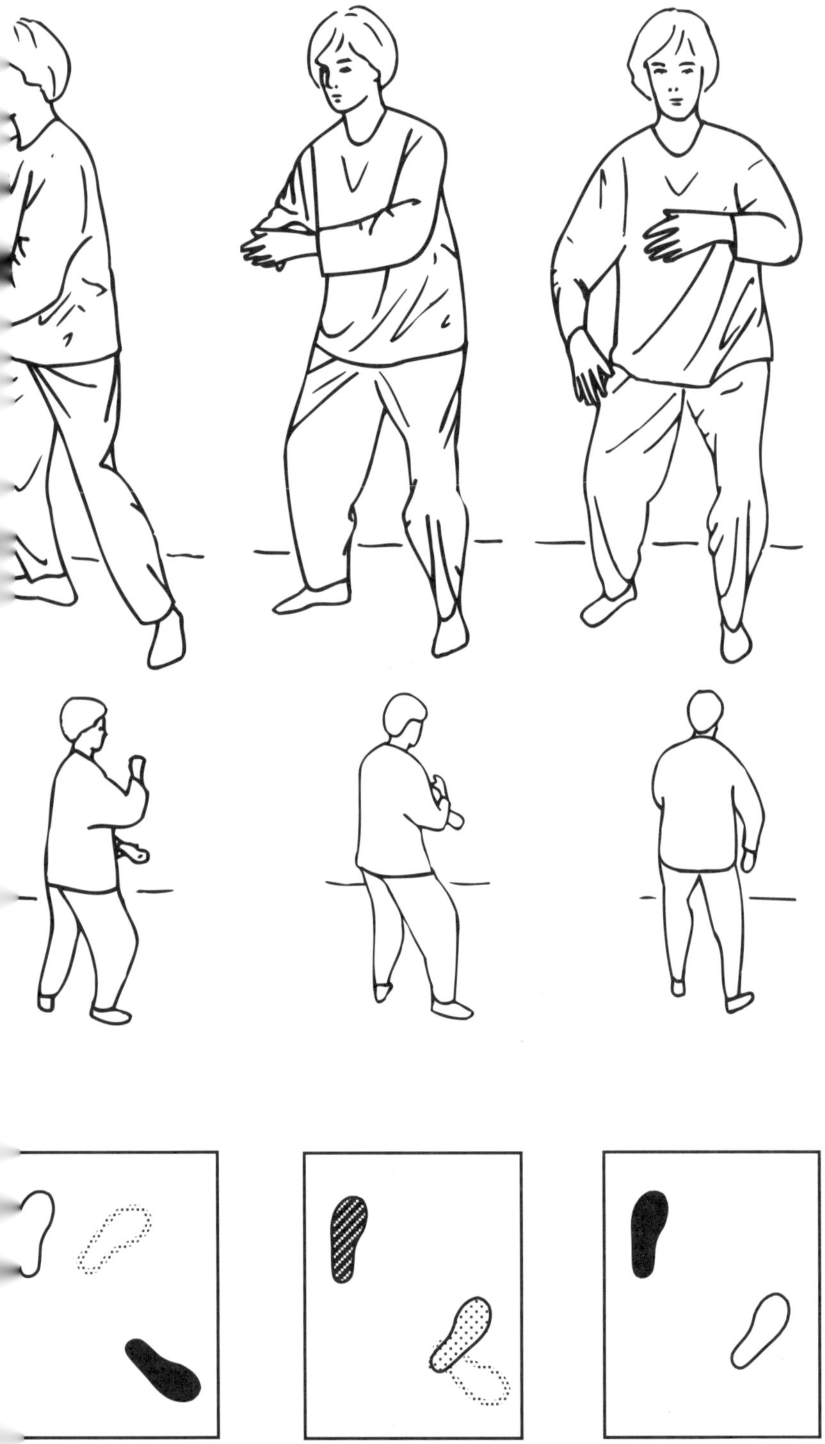

Abwehr nach rechts (Wiederholung 4.)

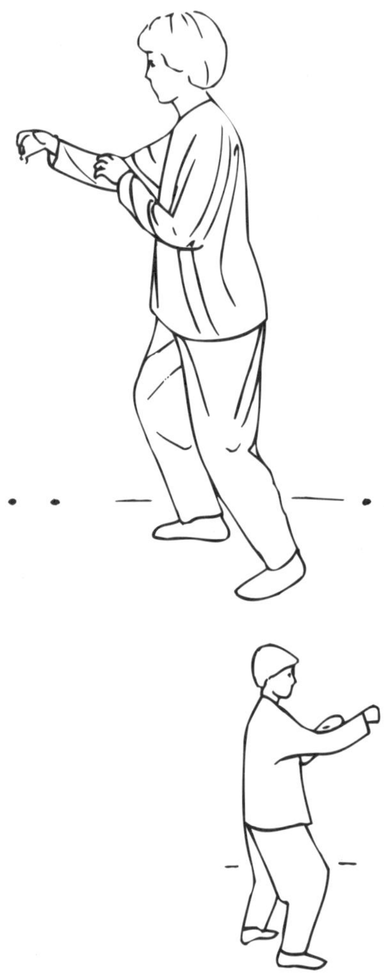

Zurückrollen (Wiederho

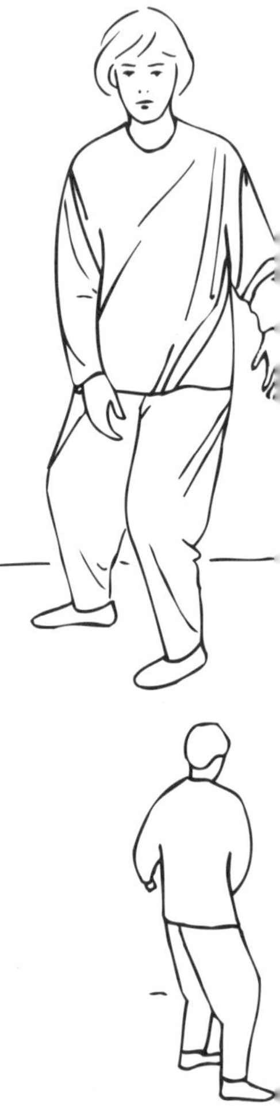

…ung 5.) Drücken (Wiederholung 6.) Stoßen (Wiederholung 7.) Peitsche (Wiederholung 8.)

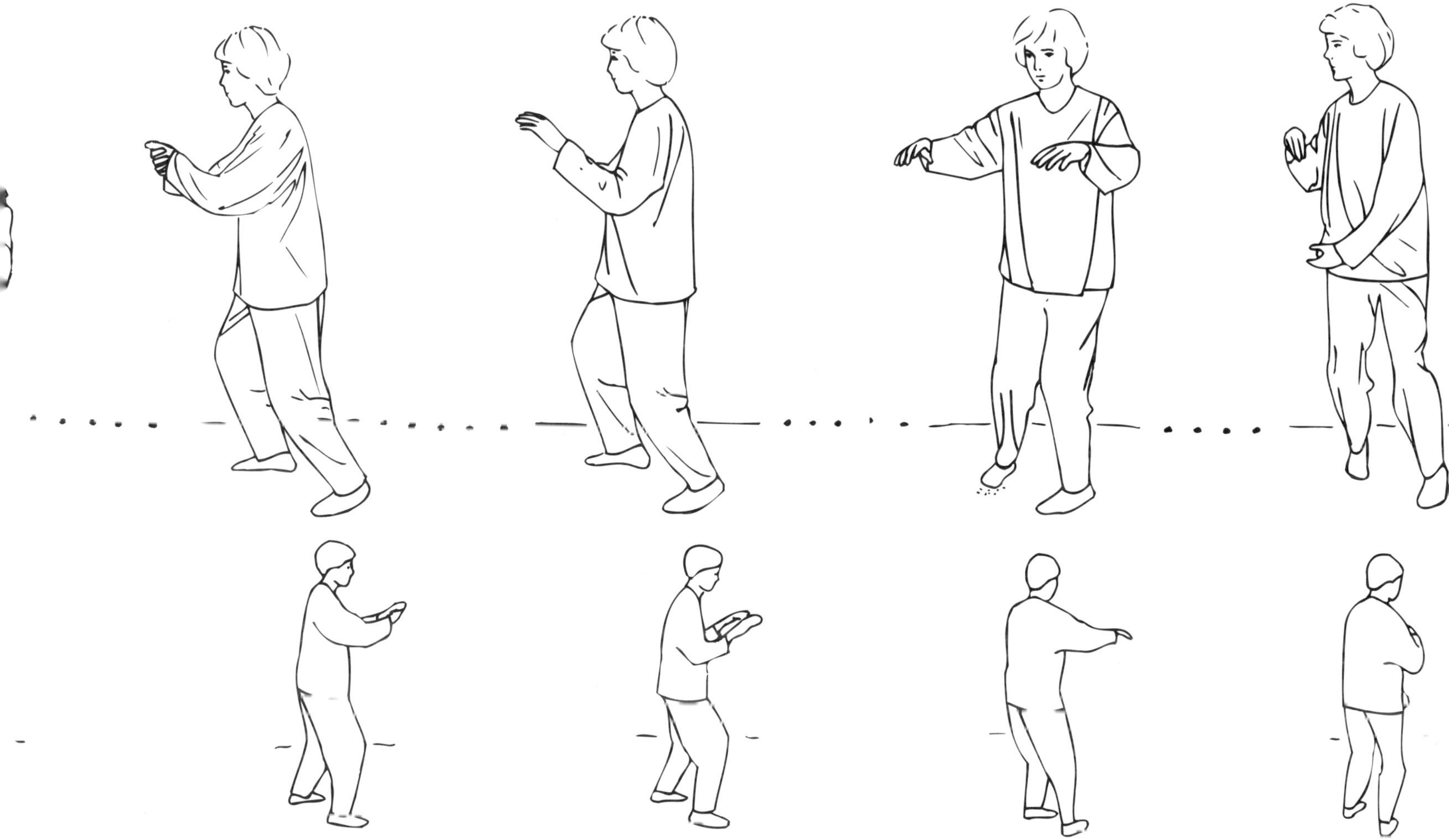

Denke daran: In der Bewegung gibt es keinen
Körperteil, der sich nicht bewegt.

In der Ruhe gibt es keinen Teil, der nicht ruht.

Wu Yu-hsiang

TEIL 2

17. Tiger umarmen ur
Embrace Tiger anc

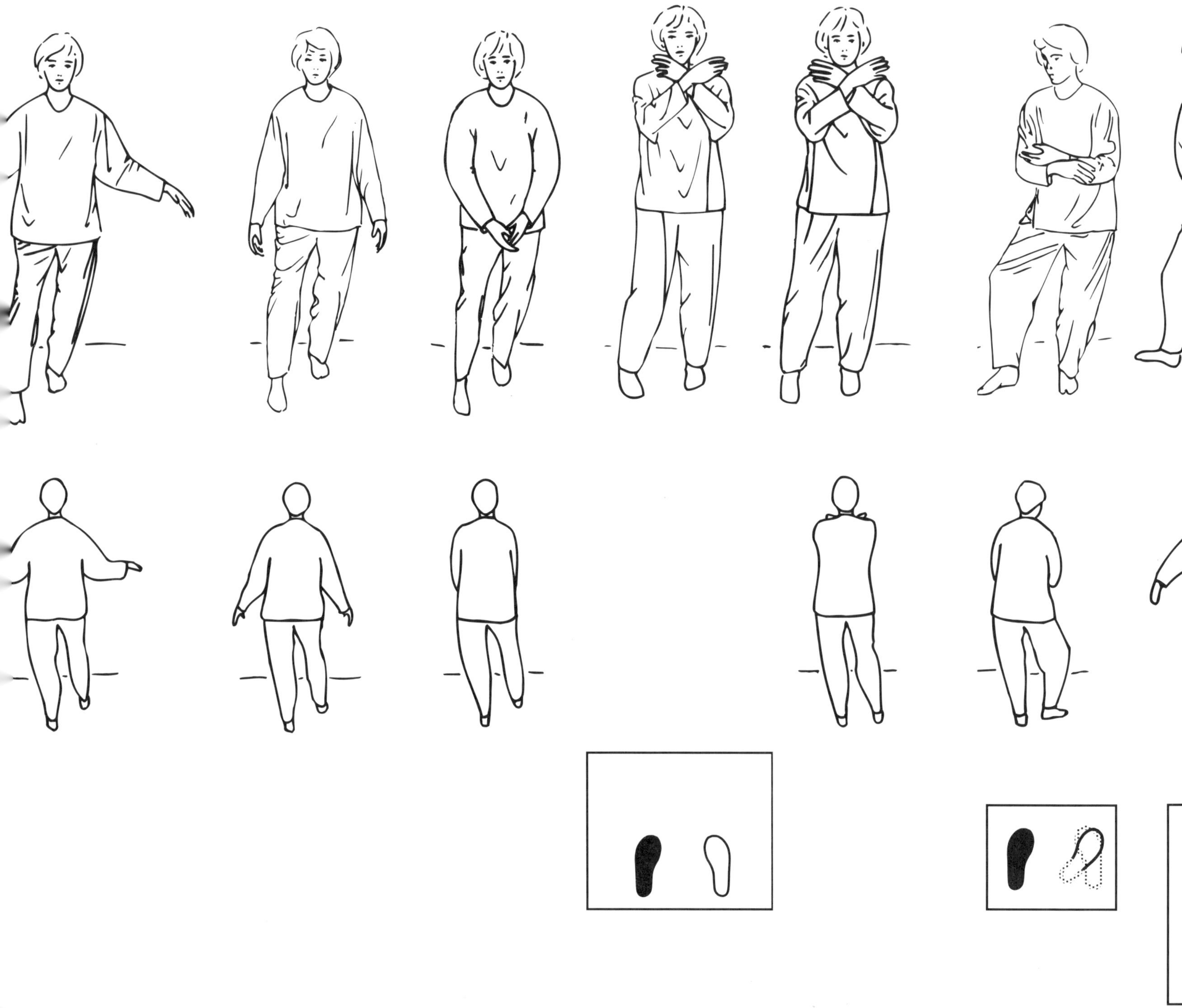

18. Faust unterm Ellenbogen – Fist under Elbow

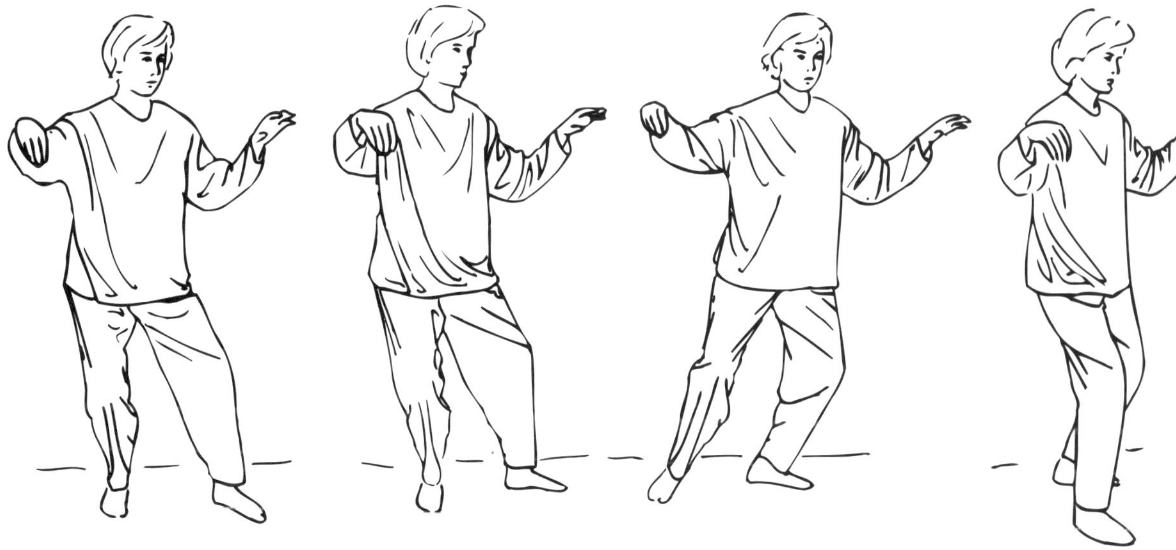

Du kannst einen tausend Pfund schweren
Ochsen mit der Kraft von 4 Unzen führen,
wenn du die Methode kennst.
Cheng Man-ch'ing

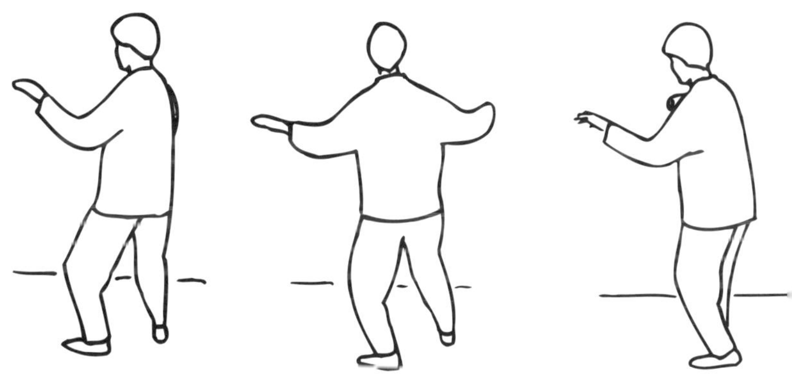

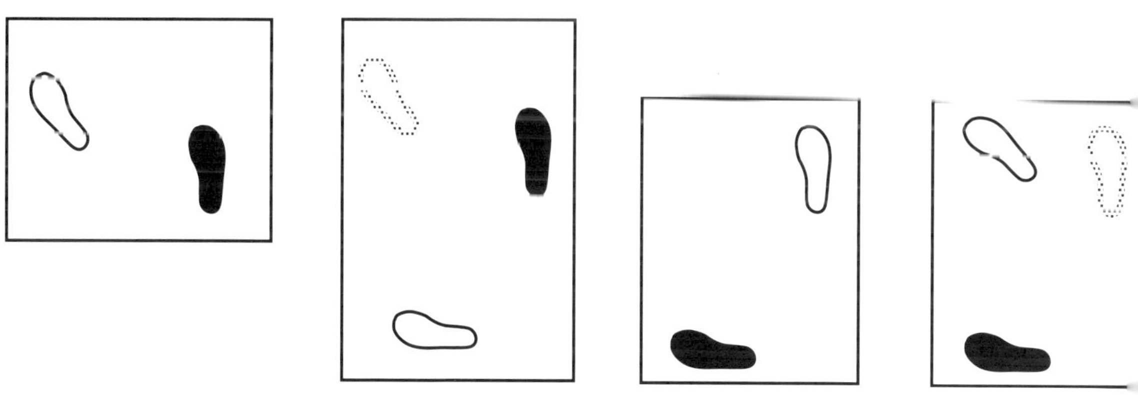

Schritt vorwärts, nach unten abwenden, parieren und Fauststoß,
(Wiederholung 14.)

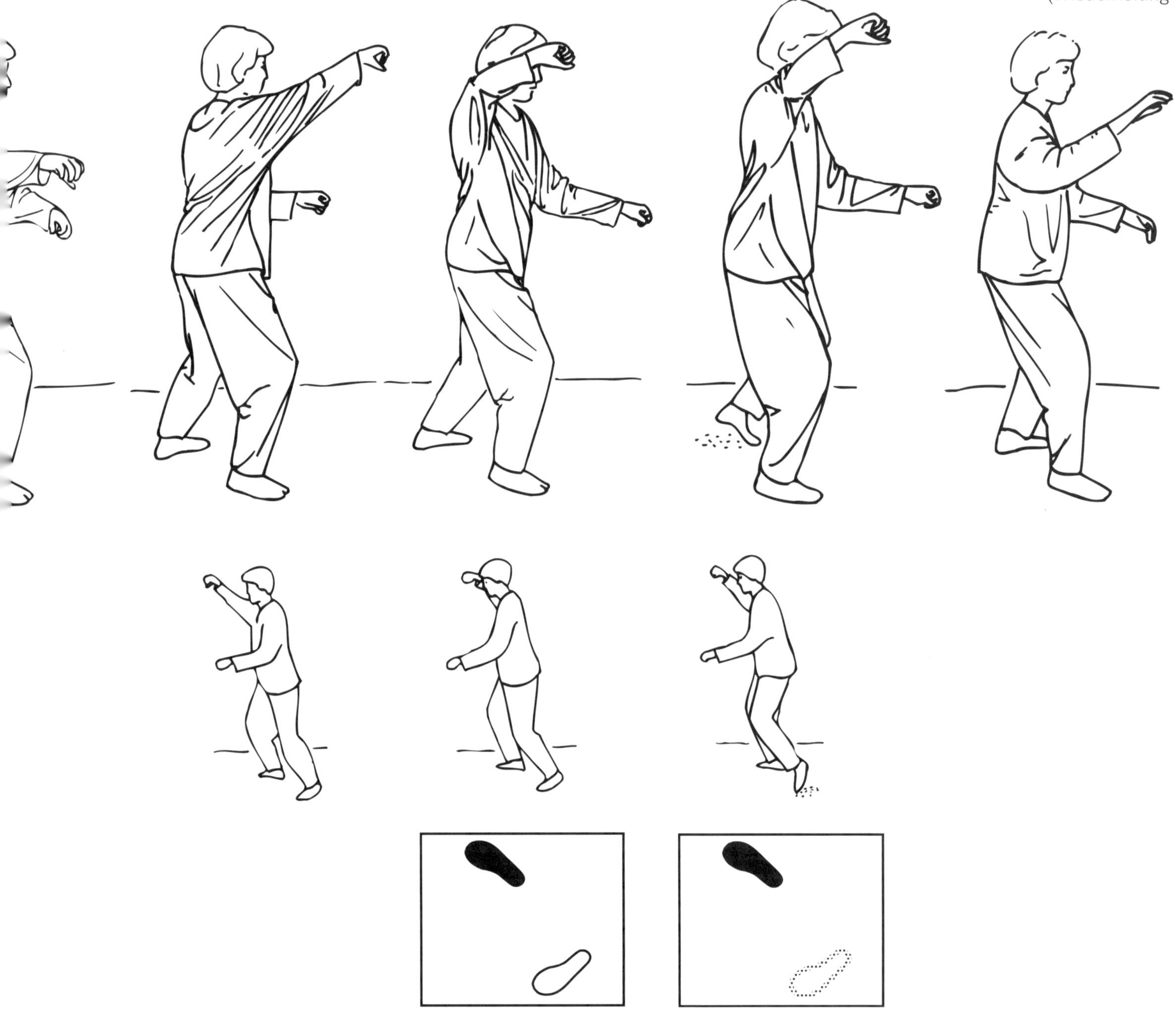

15

34. Stoß zu den sieben Sternen
Step Forward To Seven Stars

35. Schritt zurück und den Tiger reiten
Step Back and Ride Tiger

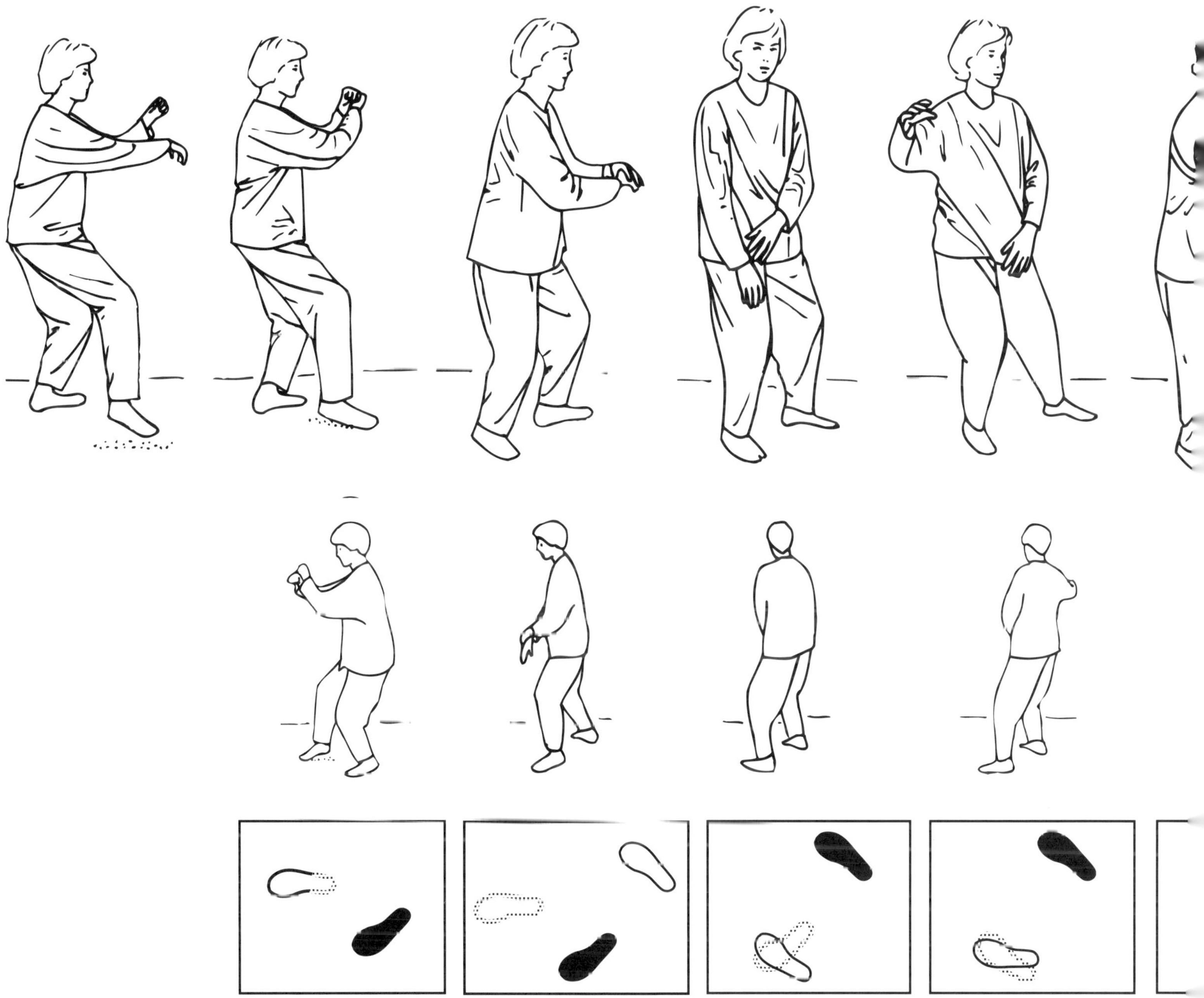

20. Schritt zurück und den Affen abwehren, links
Step Back and Repulse Monkey, Left

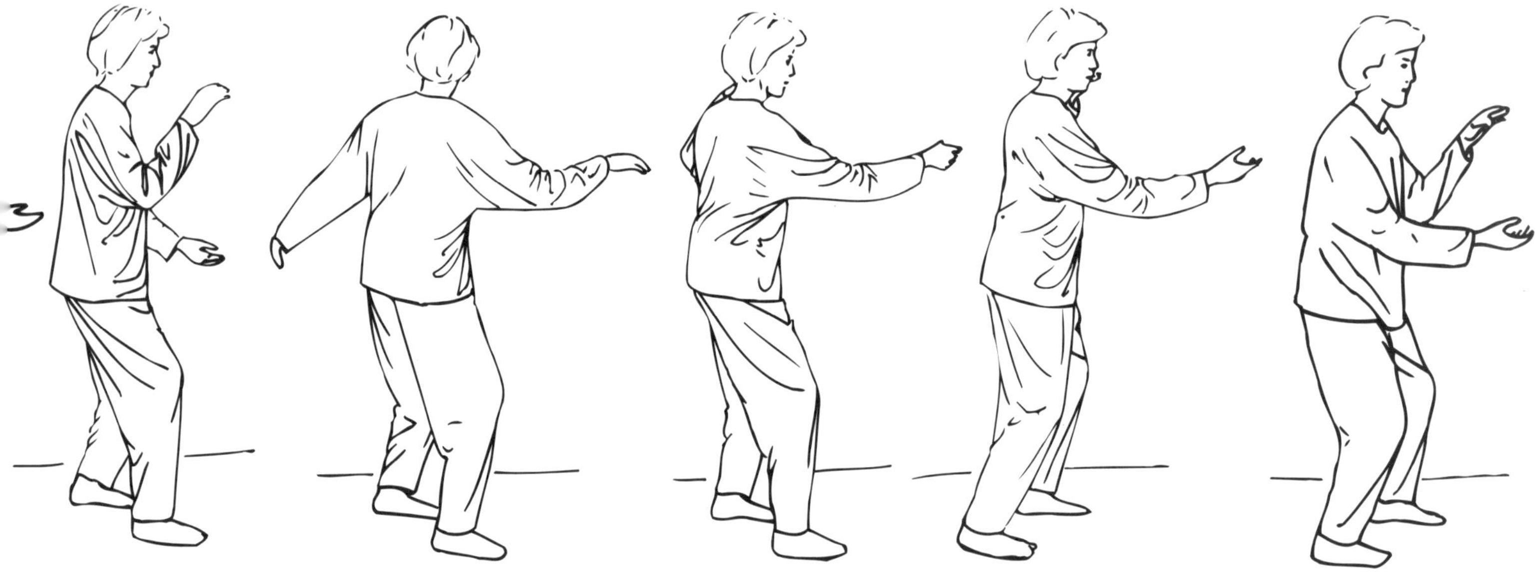

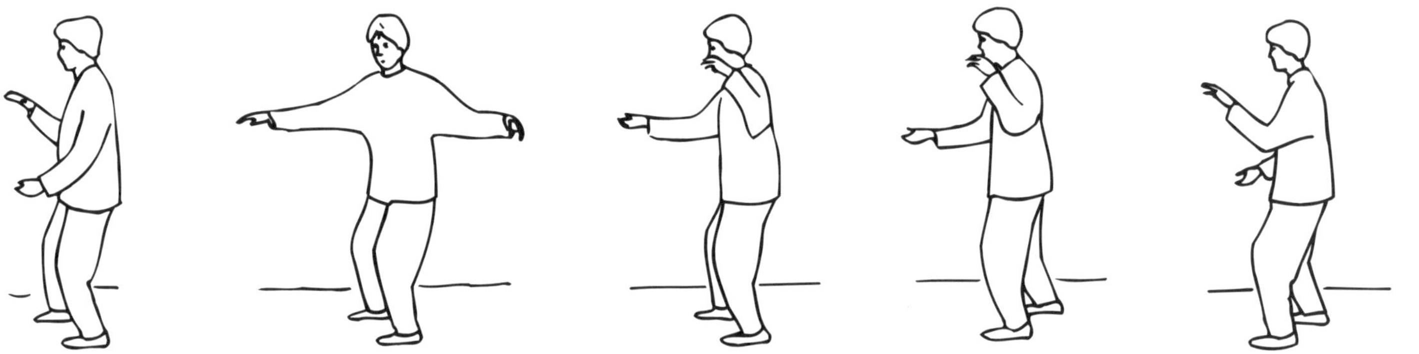

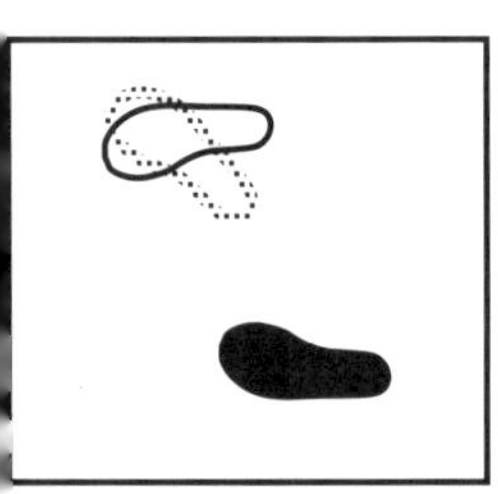

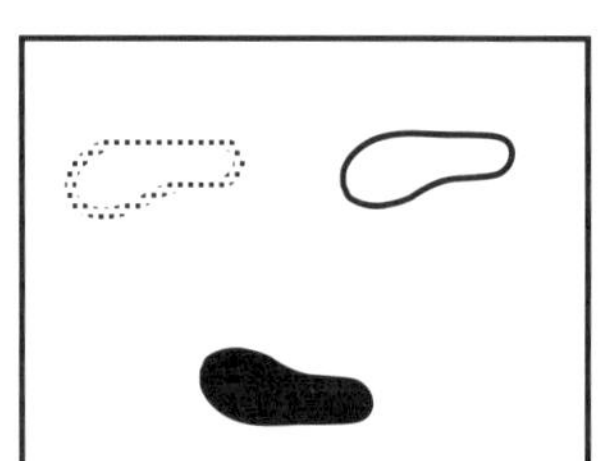

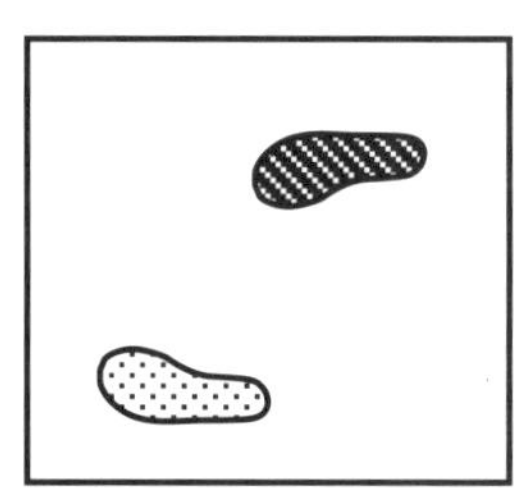

, rechts

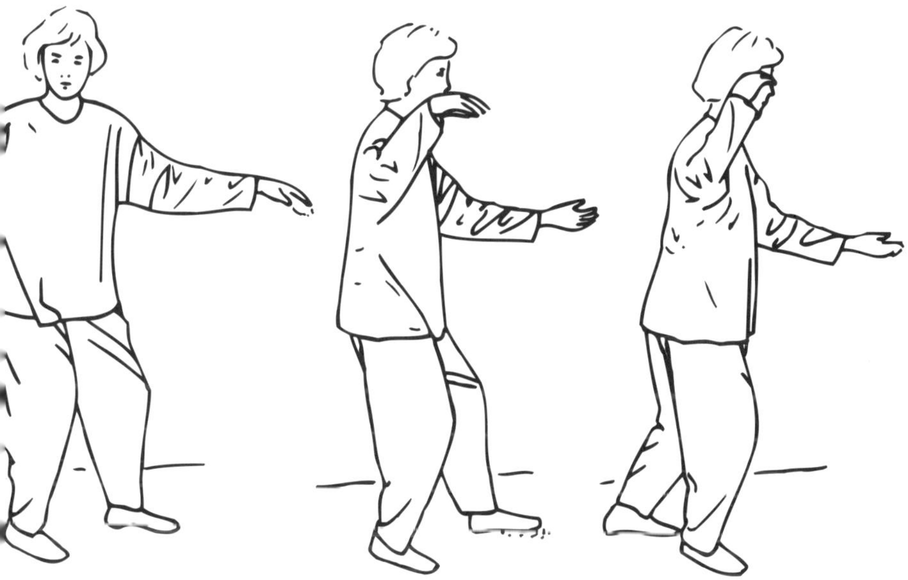

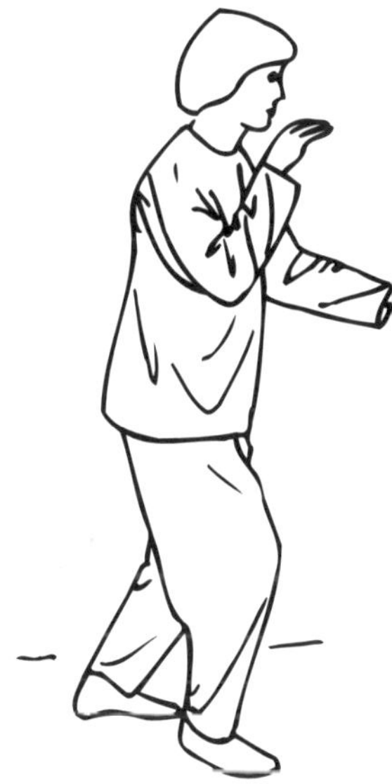

Je mehr du loslassen kannst,
umso angstfreier wirst du.
Je angstfreier du wirst,
umso mehr kannst du loslassen.
Das ist das Wesen der Weiterentwicklung.
Cheng-Man-ch'ing

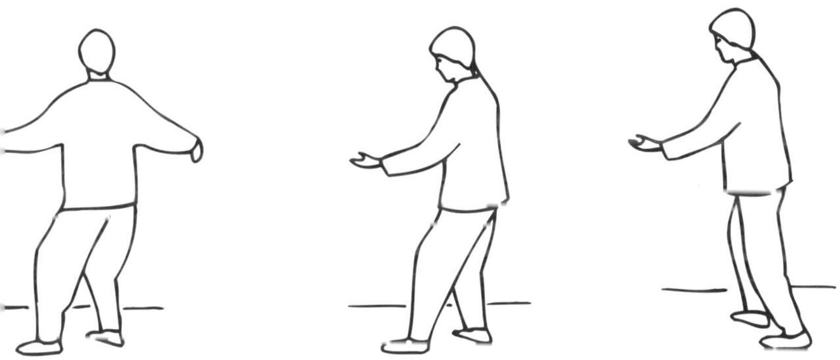

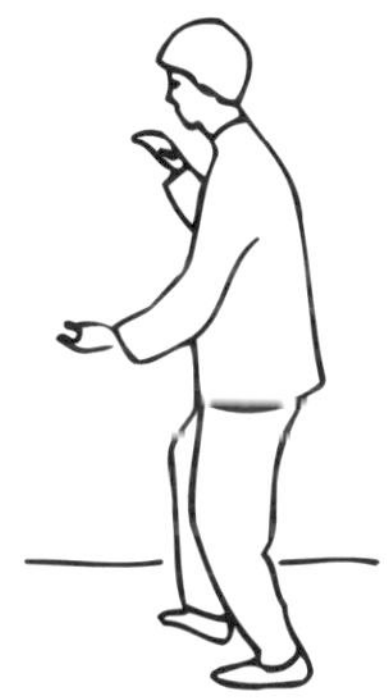

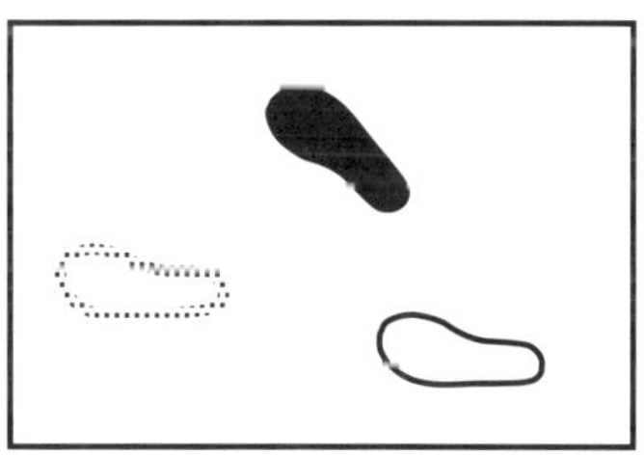

36. Drehung und mit dem Bein den Lotus streifen
Turn Body and Sweep Lotos with Leg

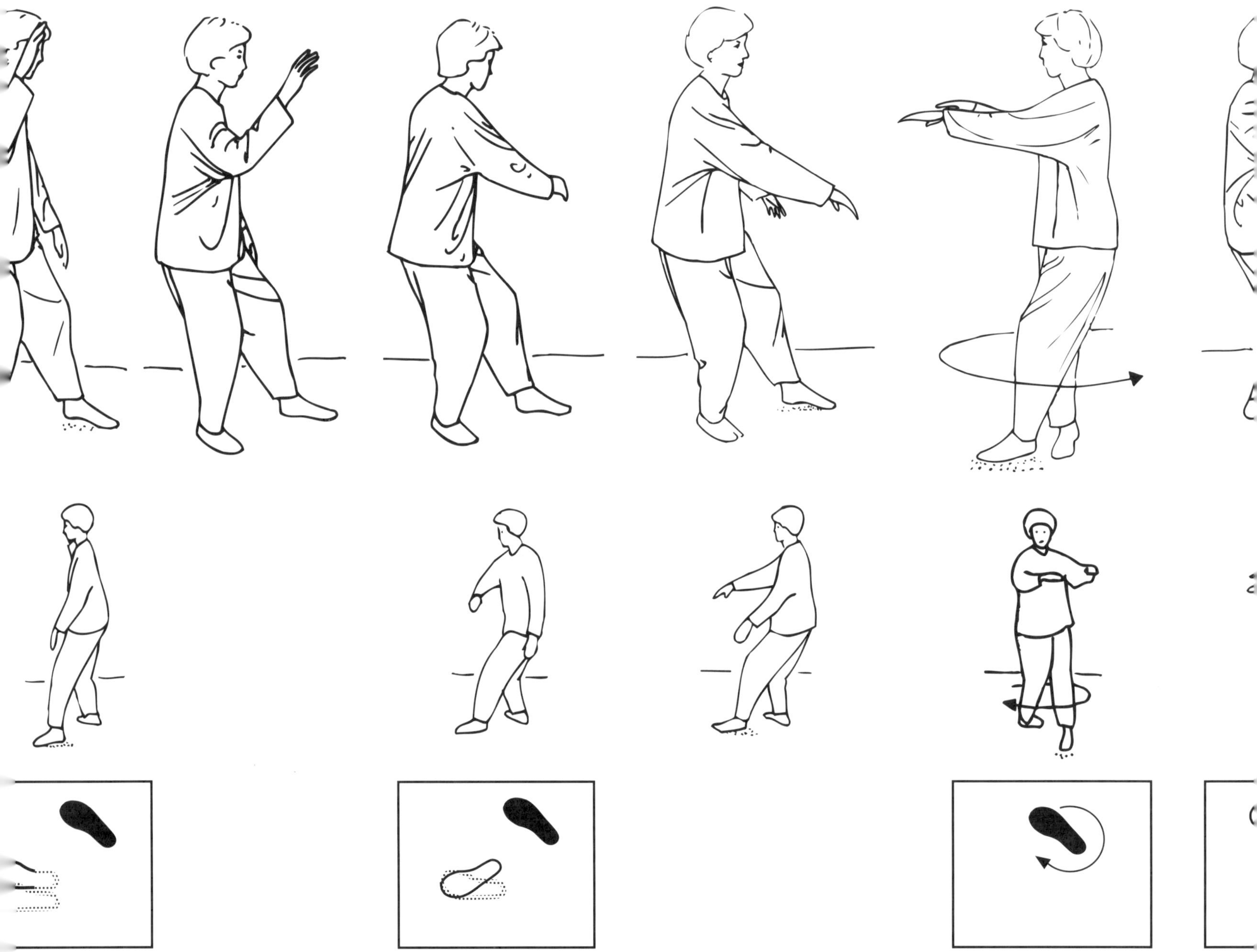

37. Bogen spannen und den Tiger schießen
Bend Bow and Shoot Tiger

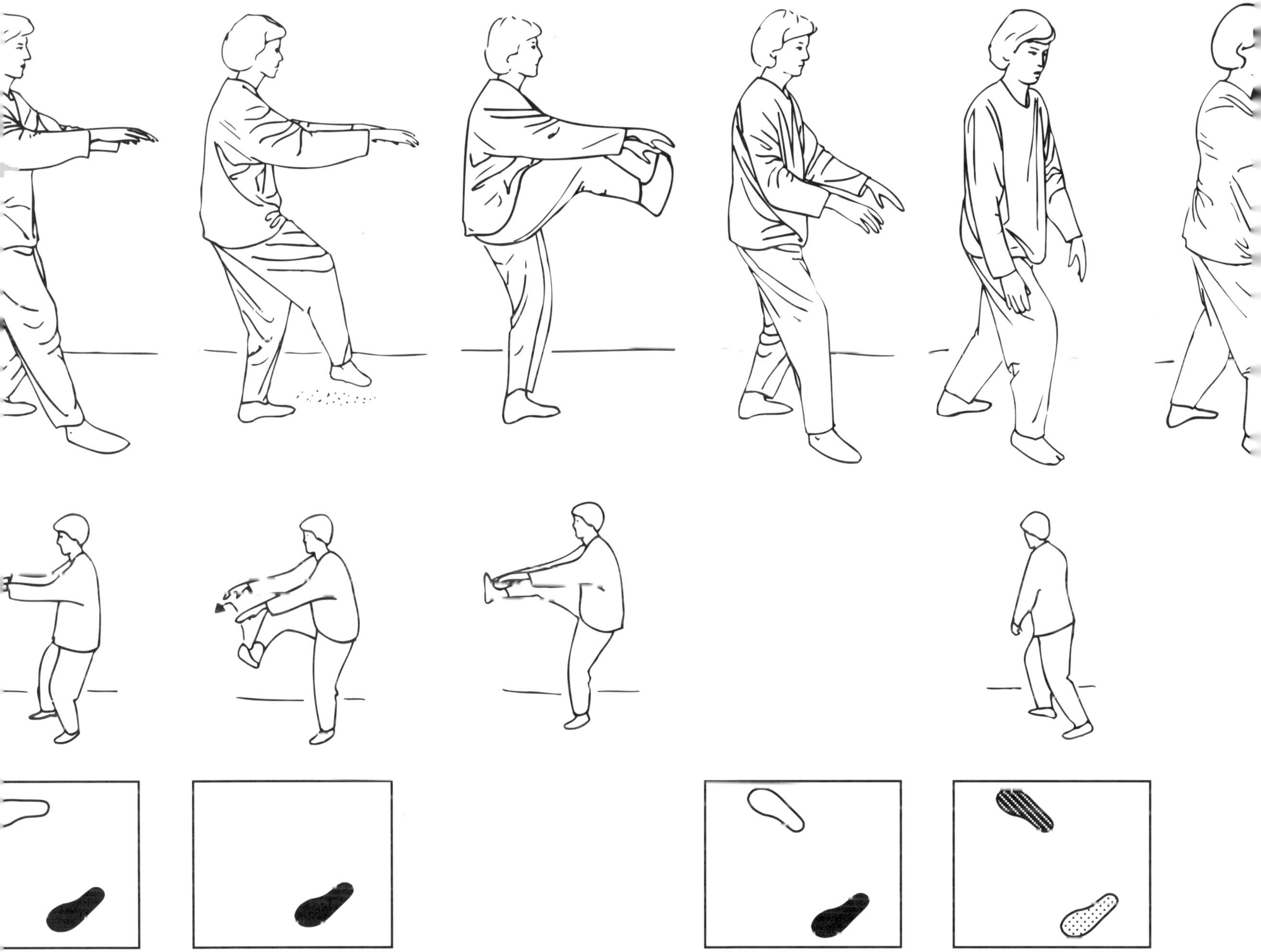

19. Schritt zurück und den Affen abwehr
Step Back and Repulse Monkey, Righ

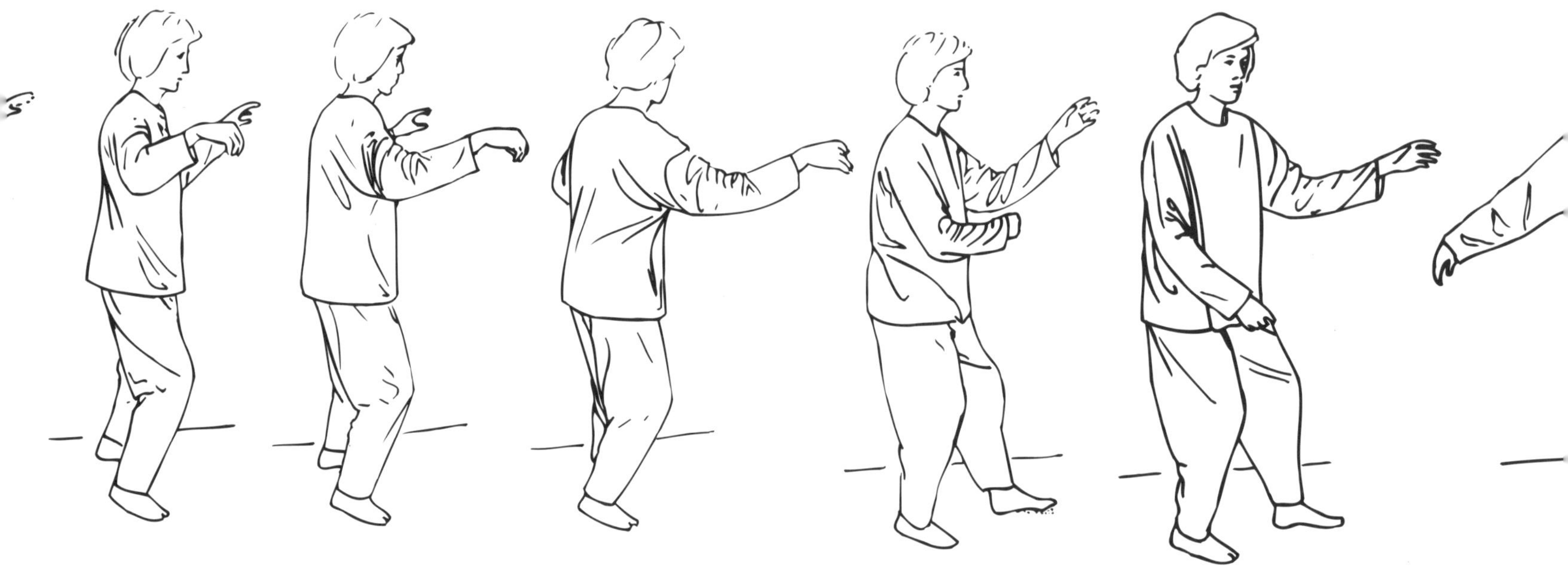

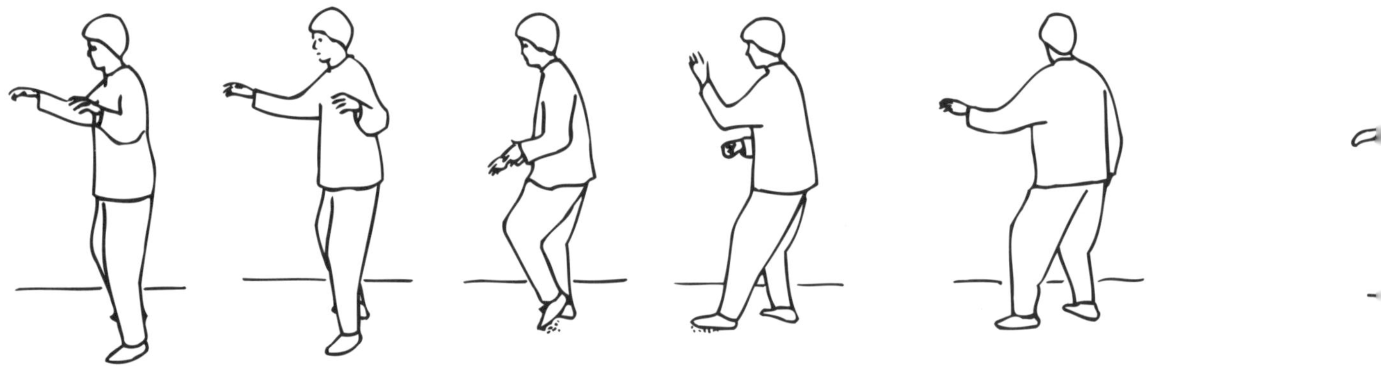

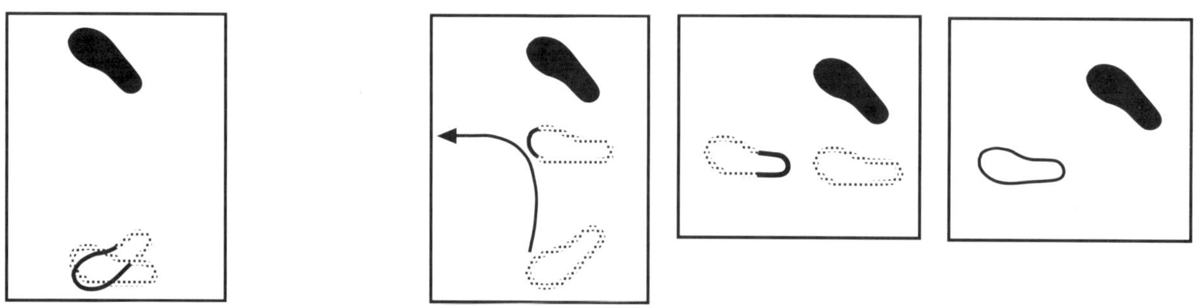

Schritt zurück und den Affen abwehren, rechts, (Wiederholung 19.)

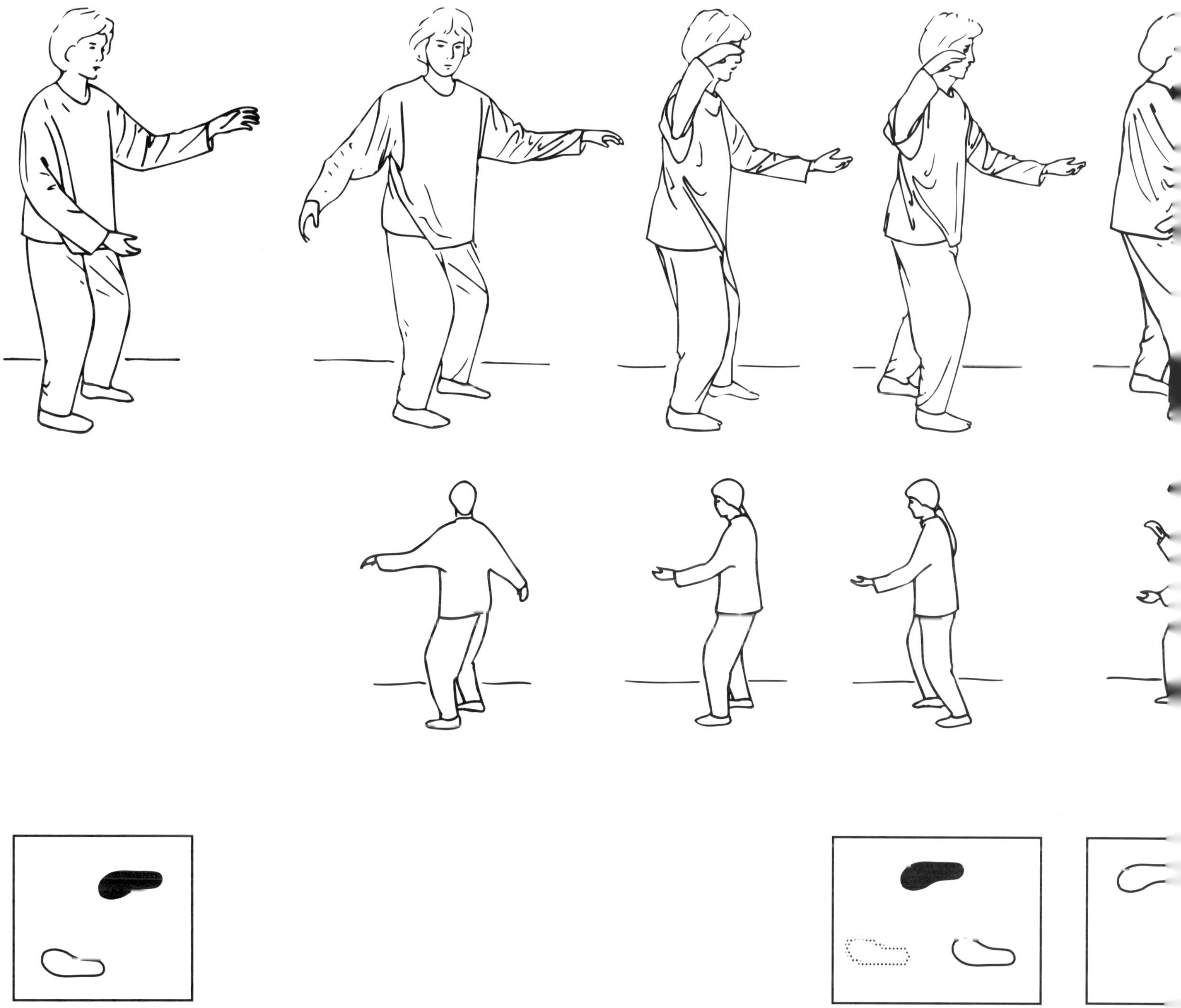

8

bschluß – Conclusion

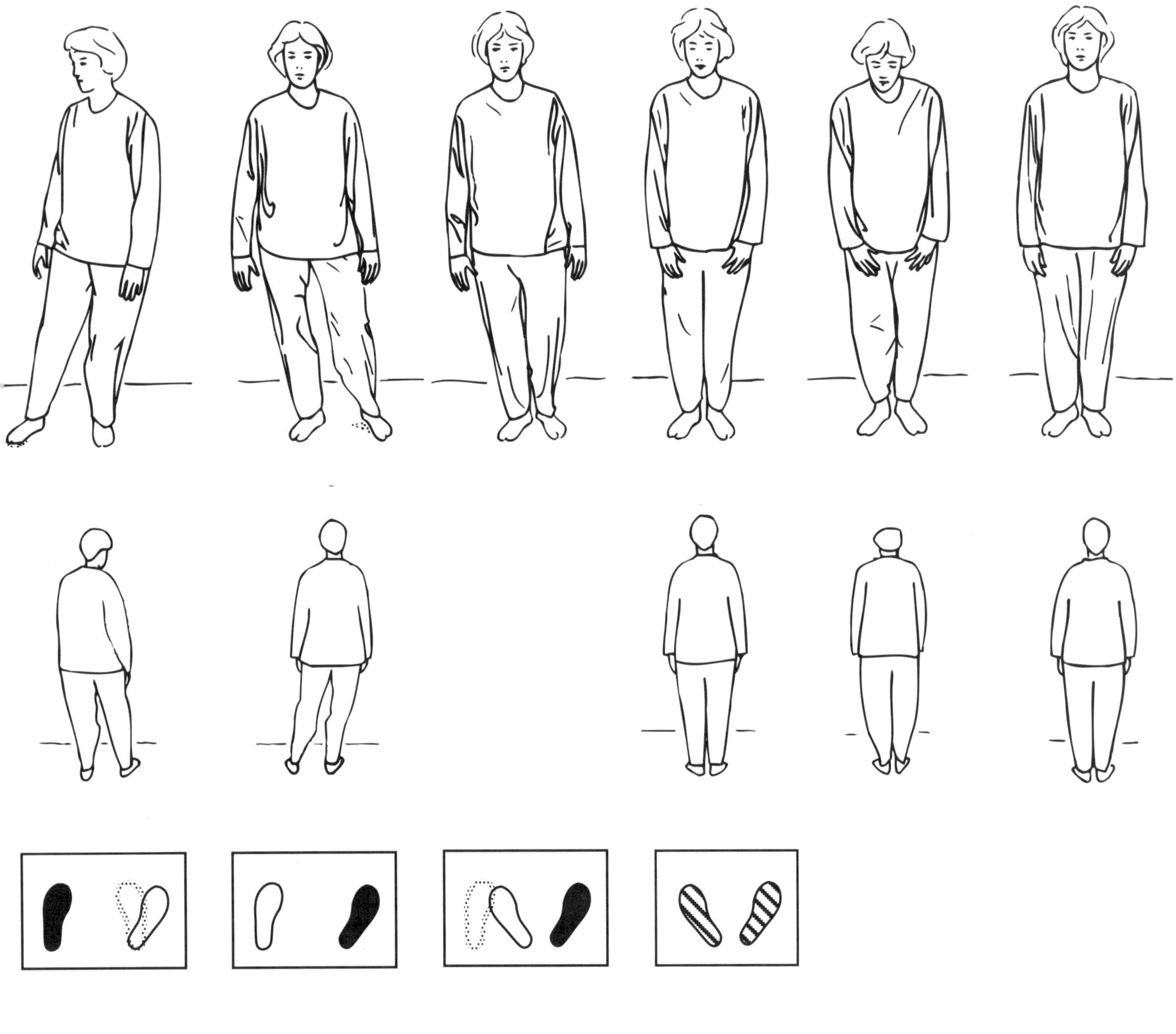

16

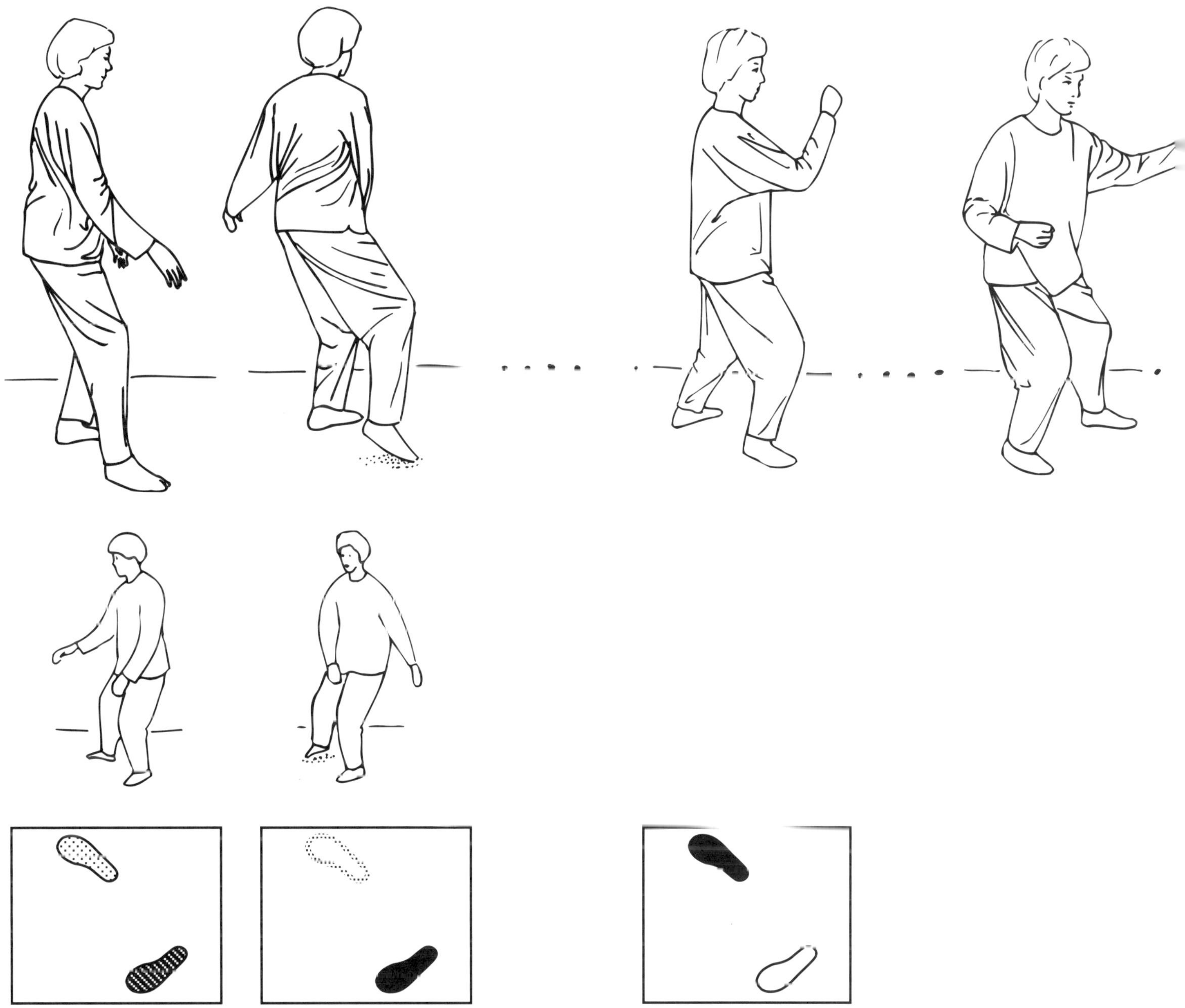

23. Wolkenhände, links – Wave Hands in Clouds, Left

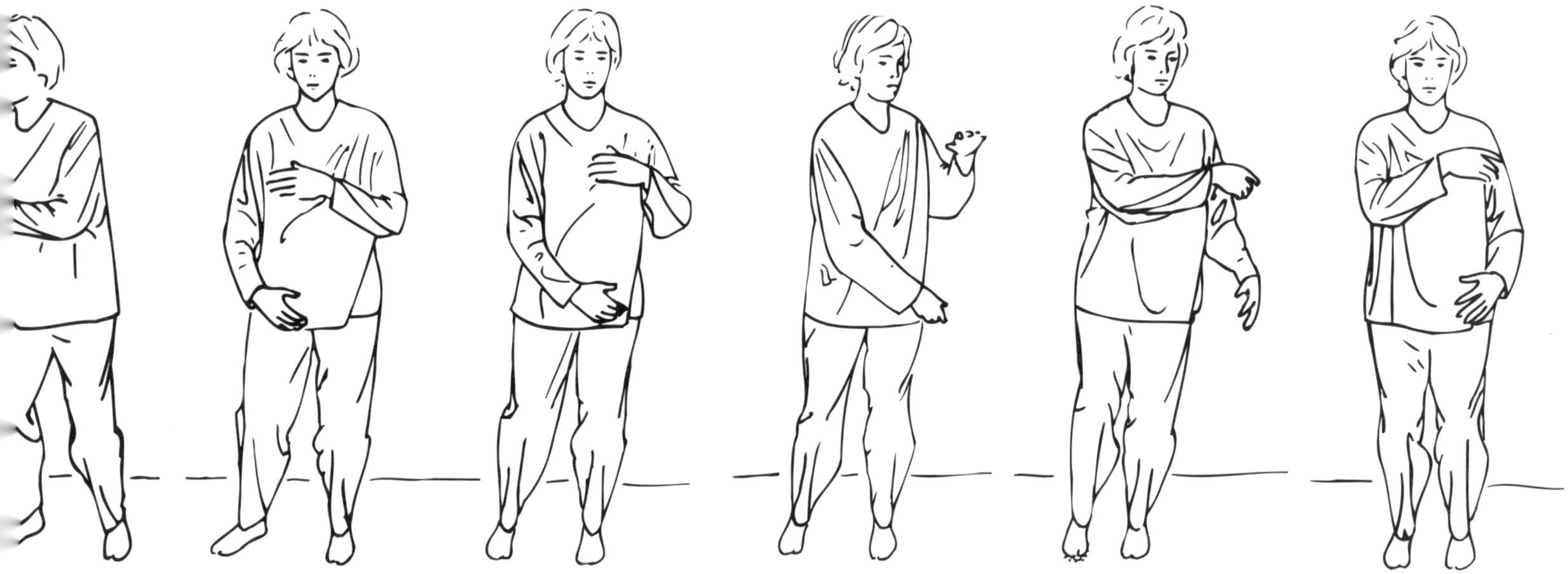

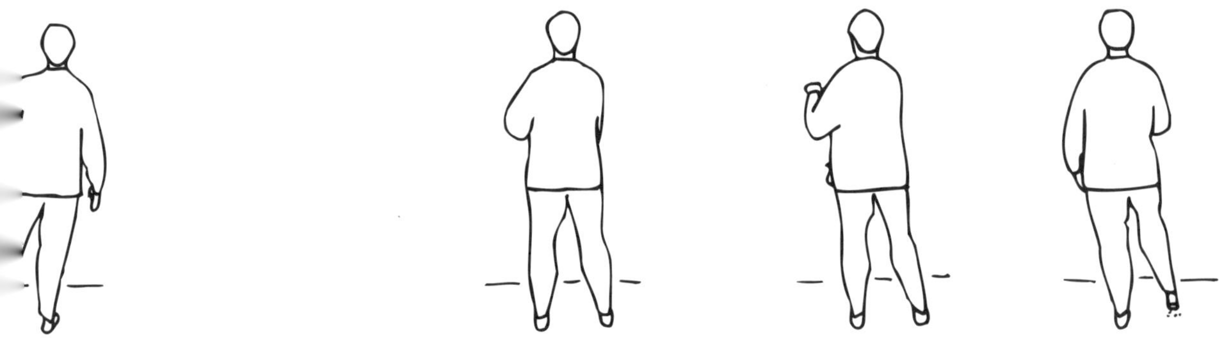

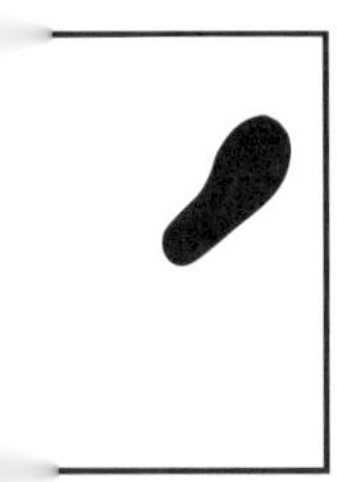

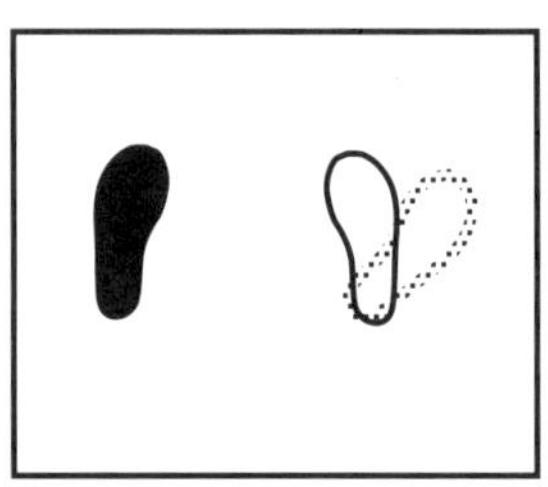

Veränderung ist das einzig Beständige

22. Wolkenhände, rechts – Wave Hands in Clouds, Right

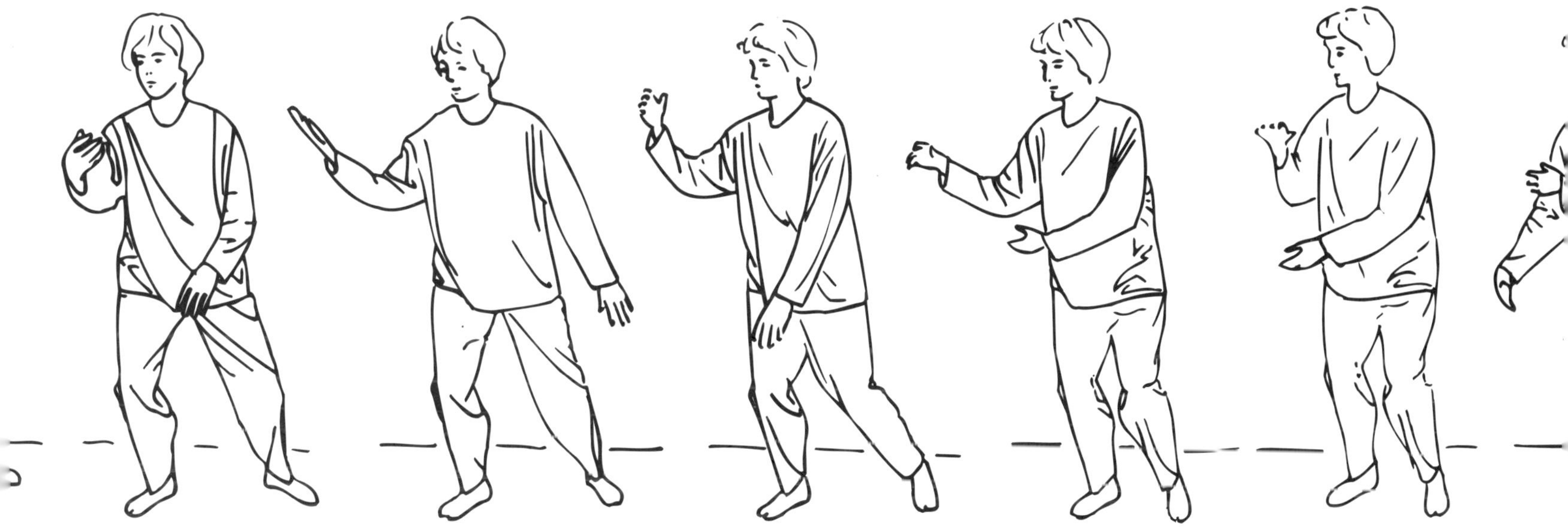

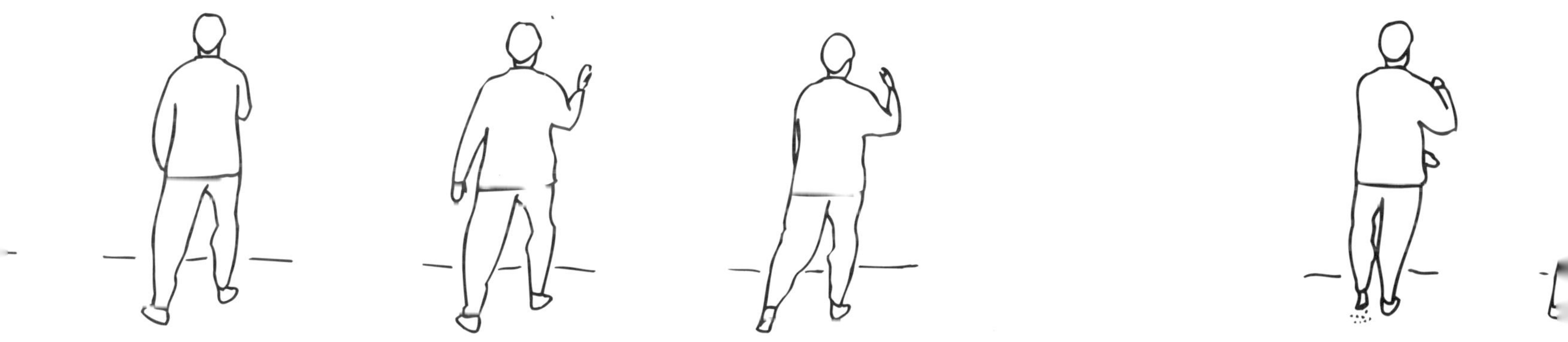

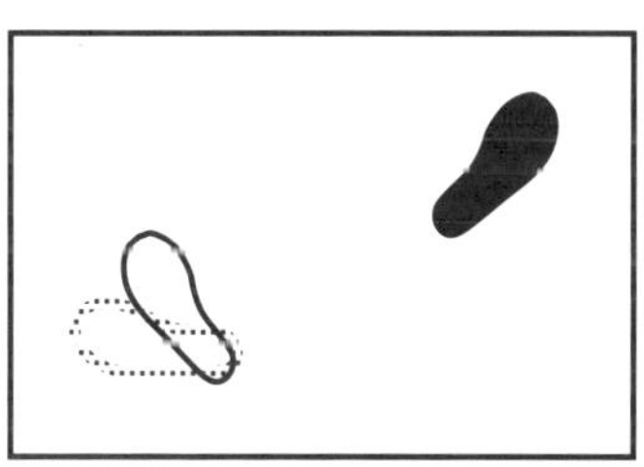

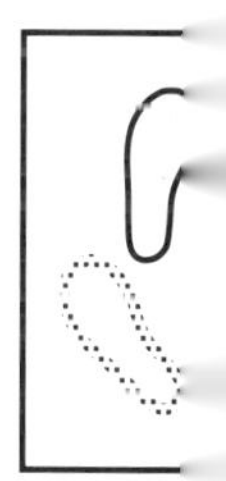

Zurückziehen und Stoßen, (Wiederholung 15.)

Hände kreuzen, (Wiederholung

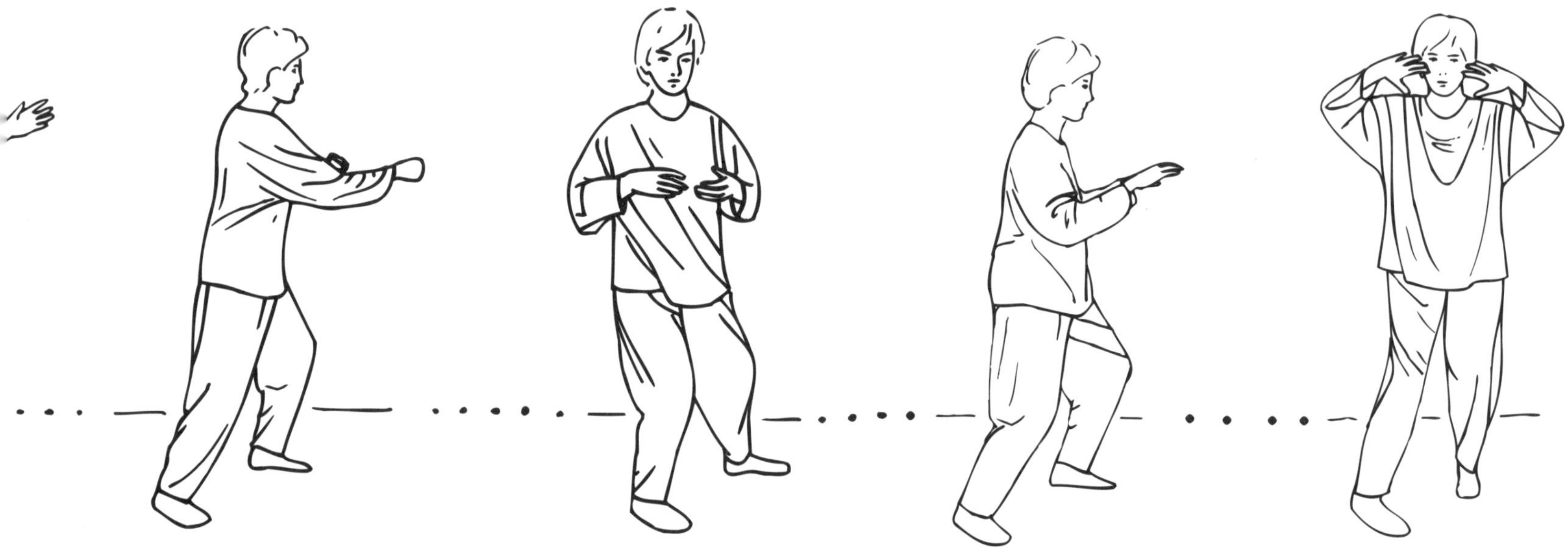

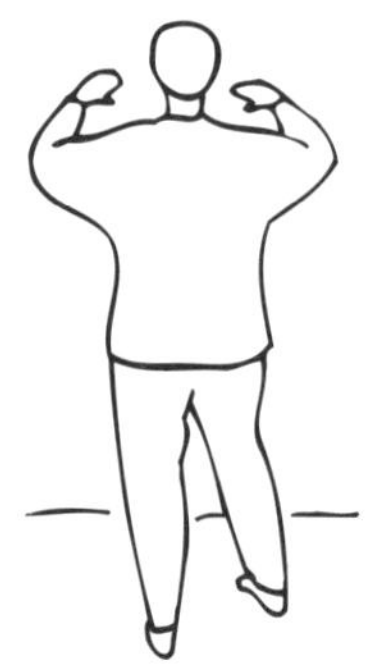

„Um das Gute schätzen zu können,
muß man das Nicht-Gute verstehen.
Was ist das Nicht-Gute am T'ai Chi Ch'uan?"
Alle waren verdutzt. T'ai Chi ist ganz fantastisch.
Es ist gut für die Gesundheit, es kann Krankheiten heilen,
die Lebensspanne verlängern, es eignet sich vorzüglich
zur Selbstverteidigung und obendrein ist es entspannend.
Keiner konnte das Rätsel lösen.
„Es ist die Tatsache, daß es so ungeheuer
schwer auszuführen ist", sagte der Professor.

Professor Cheng Man-ch'ing, zitiert nach Wolfe Lowenthal

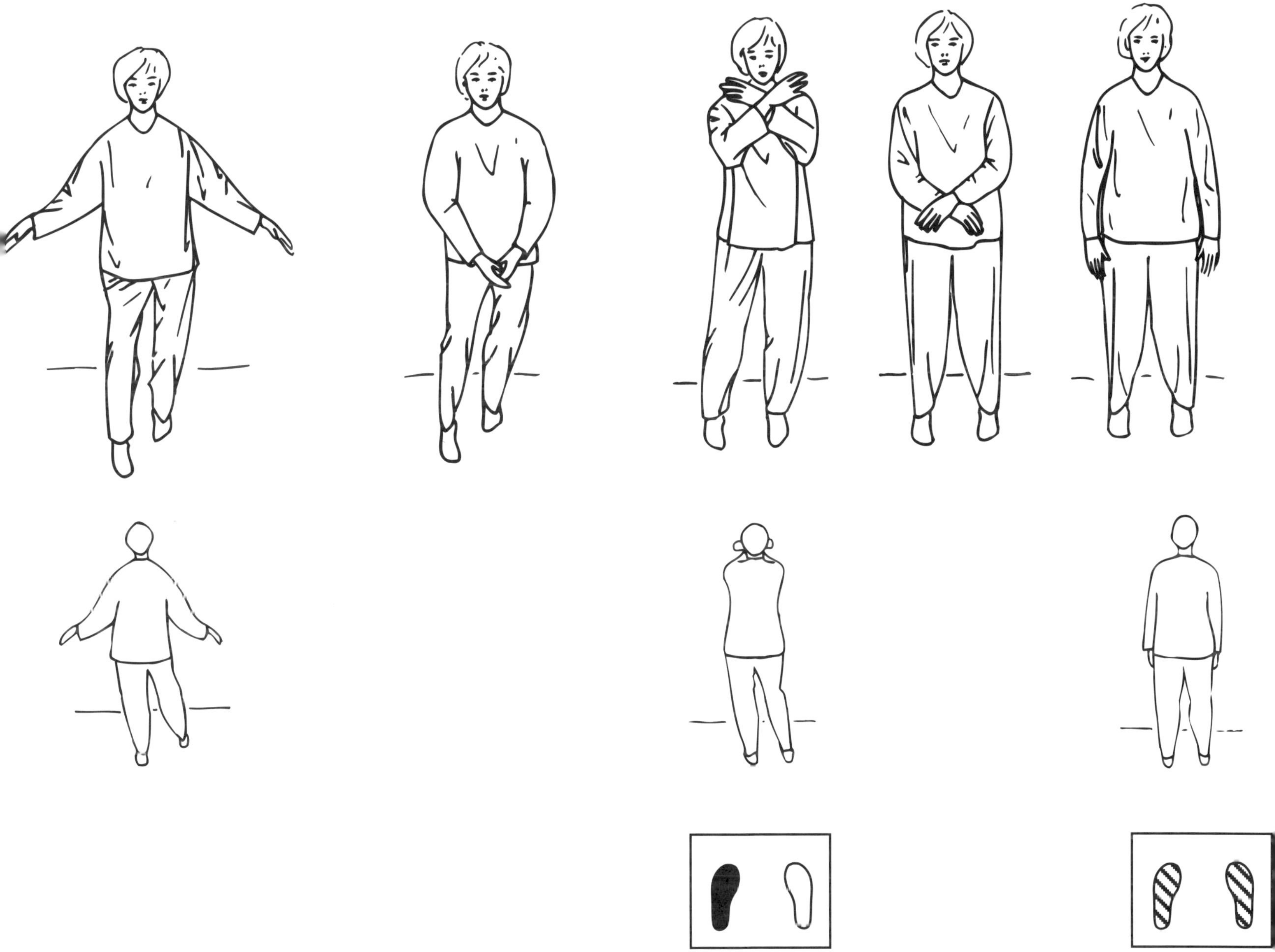

21. Diagonales Fliegen – Diagonal Flying

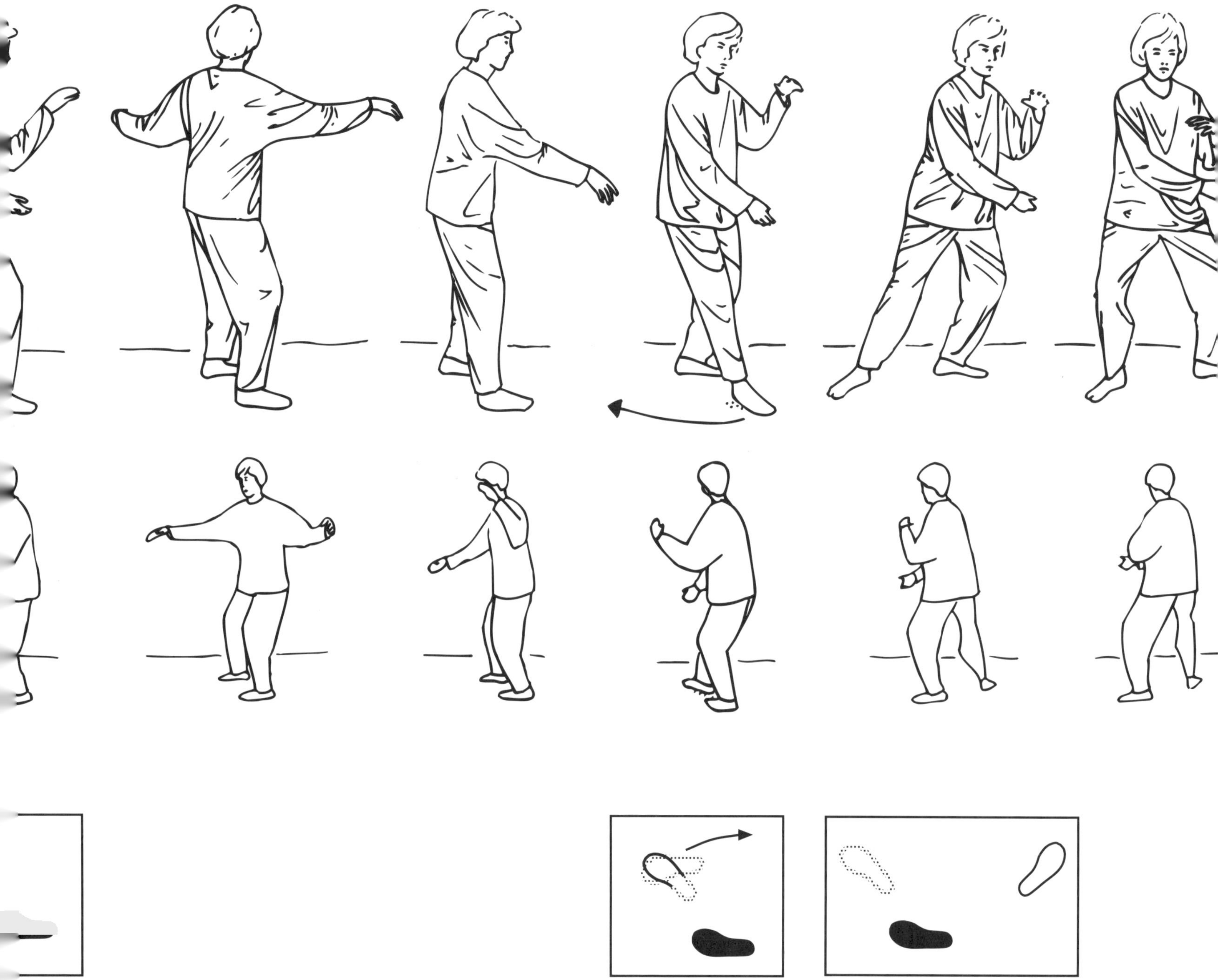

SONDERTAFEL 17 UND 18

Die Prinzipien und Aspekte, die anhand der folgenden Sequenzen dargestellt werden, gelten für die gesamte Form. Alle Darstellungen innerer Vorgänge sind nur durch schematische Vereinfachung möglich und dienen lediglich einer grundsätzlichen Orientierung.

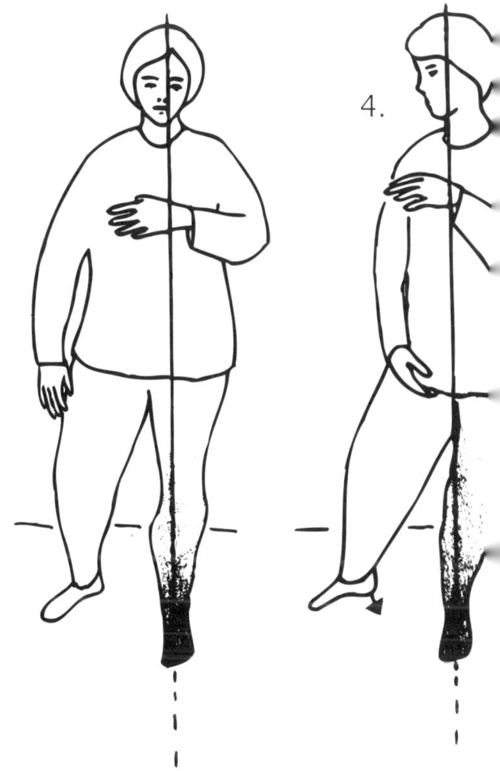

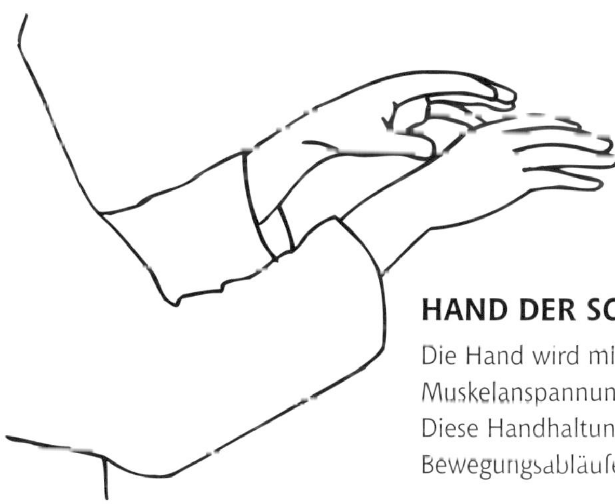

HAND DER SCHÖNEN DAME

Die Hand wird mit geringstmöglicher Muskelanspannung sanft gestreckt. Diese Handhaltung gilt für die meisten Bewegungsabläufe.

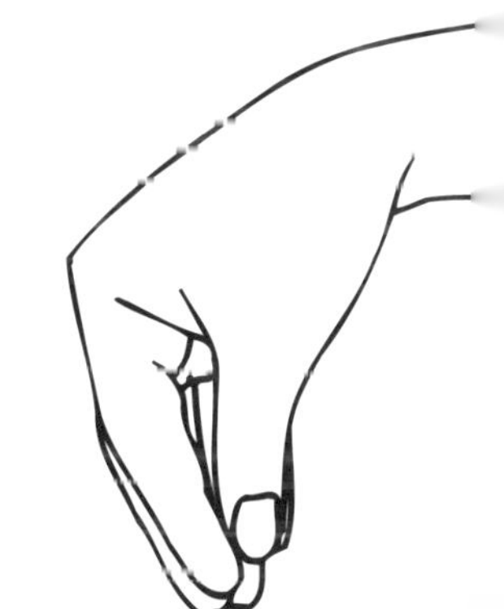

HAKE

Bei der P
die Finge
Hand zu
Hand hä

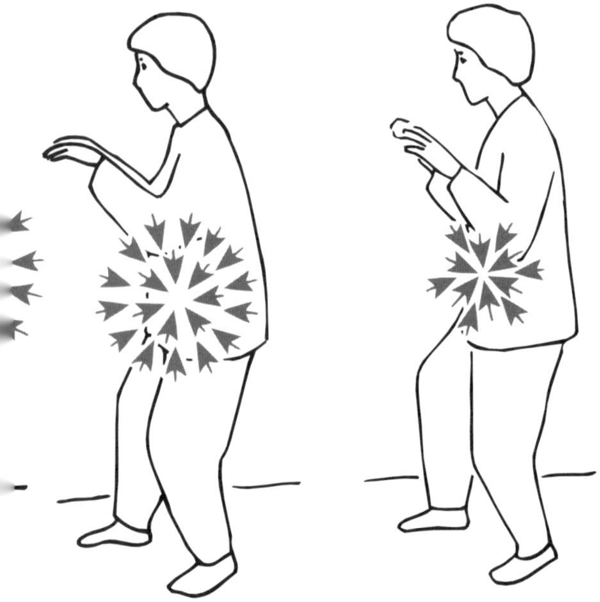

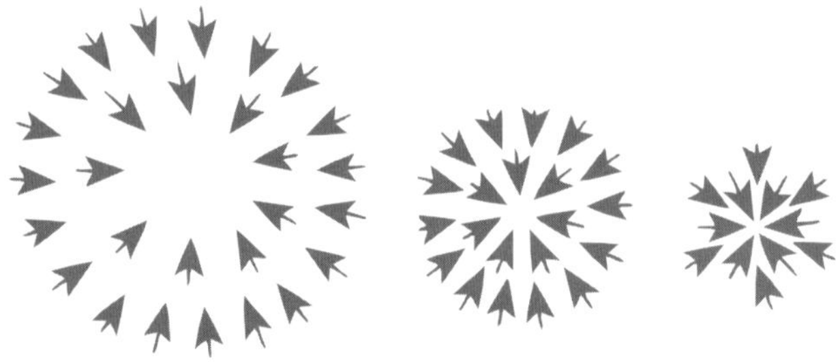

sammeln und verdichten: einatmen

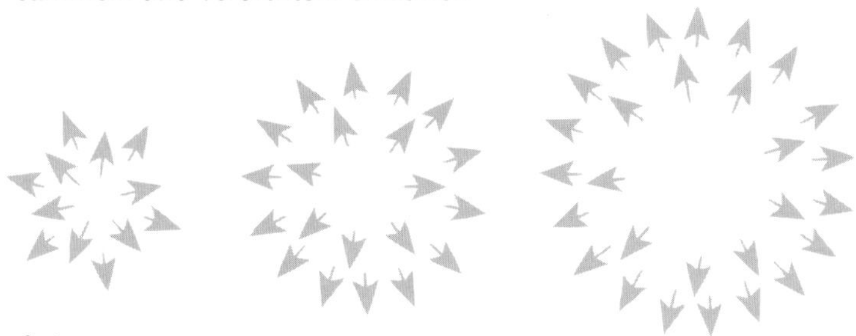

freisetzen: ausatmen

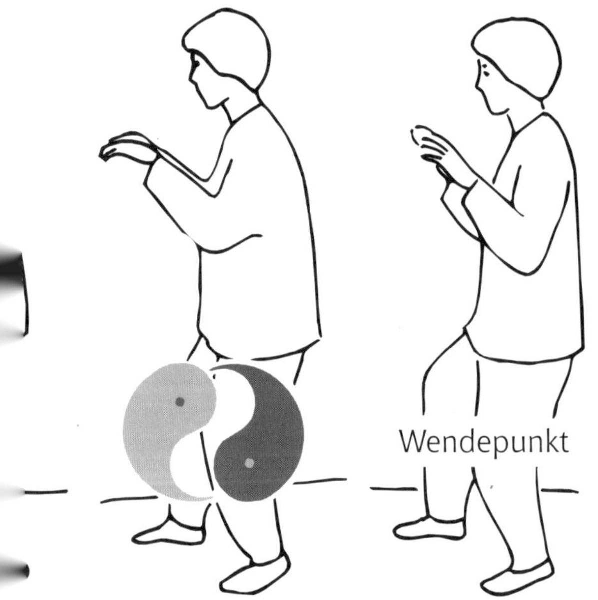

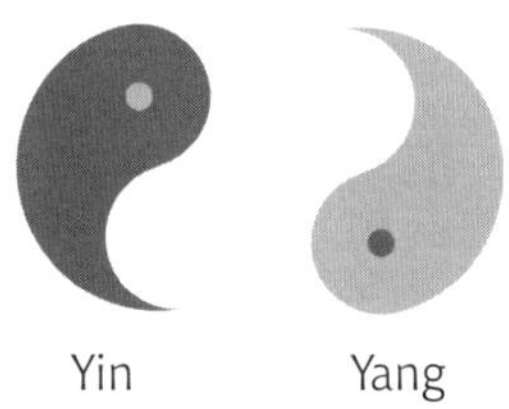

Zeichenerklärung:
Die Symbole beziehen sich auf das rechte, bzw. linke Bein

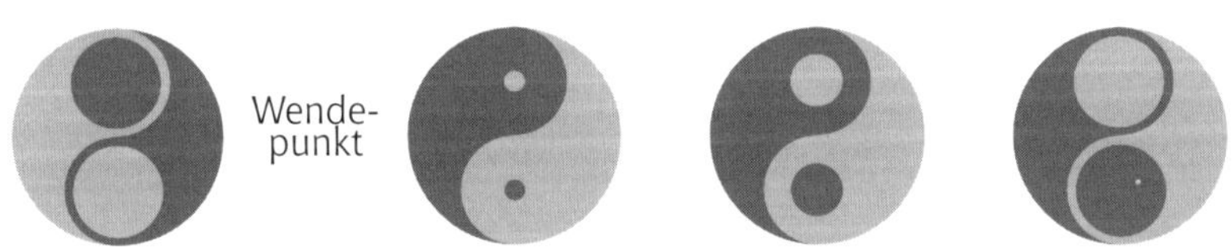

SAMMELN UND FREISETZEN VON QI

Schließende Bewegungen finden ihre Entsprechung stets im Konzentrieren und Sammeln von Qi im Tan Tien – öffnende Bewegungen im Freisetzen von Qi. Dieser rhythmische Wechsel zieht sich durch die ganze Form.

ATMUNG

Erst wenn Sie die Bewegungen fließend ausführen können, sollten Sie diese mit dem hier angegebenen Atemrhythmus verbinden. Das Sammeln von Qi im Tan Tien verbinden Sie dann mit Einatmen, das Ausatmen mit Freisetzen von Qi.

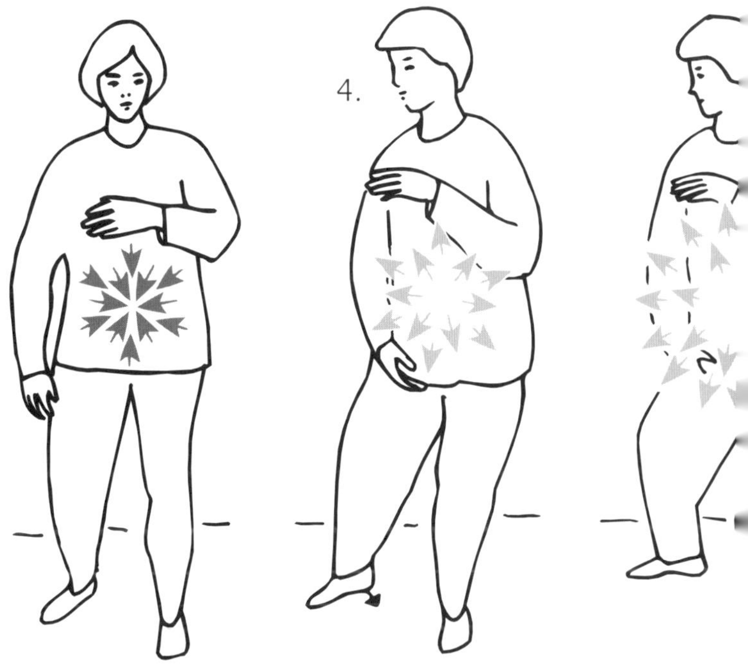

YIN – YANG

Im Zentrum von Yin findet sich ein Yang-Kern und umgekehrt. Die hier dargestellten Aspekte des Symbols sind Aktivität (Yang) und aufgenommmene gespeicherte Energie (Yin). Der Wendepunkt von Yin und Yang ist erst erreicht, wenn das Yin-Bein das Körpergewicht vollständig übernommen hat und die Bewegung zurückzufließen beginnt.

Eine komplexere Darstellung des Yin – Yang Prinzips berücksichtigt, daß sich während der Bewegung das Yang-Potential im Yin verändert und umgekehit. Das heißt z. B., daß im „leeren" Bein (Yin) die Bereitschaft wächst, eine aktive Rolle zu übernehmen.

Chinesische Autoren verbinden zuweilen die Bewegungsabschnitte mit den Zeichen des I Ging.

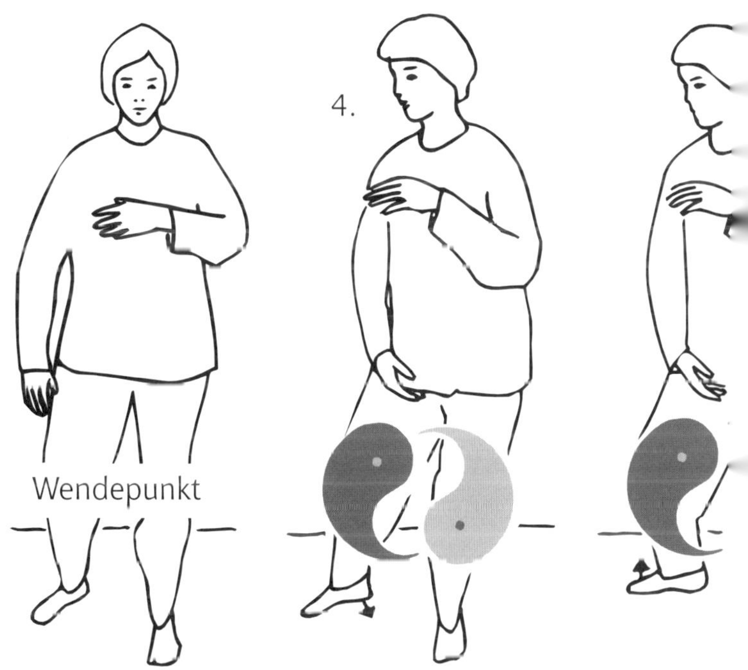

7.

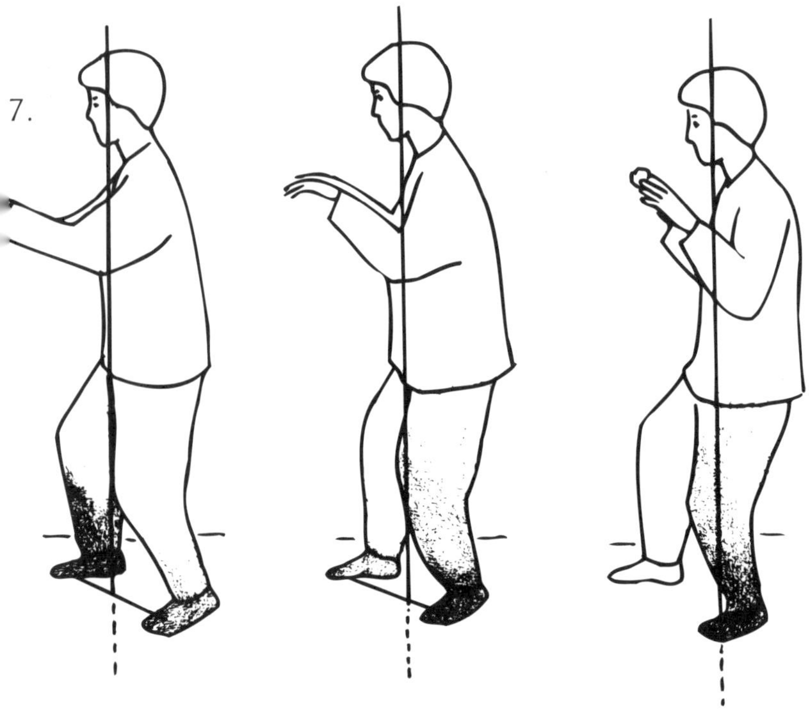

DIE KÖRPERACHSE

Die Körperachse verläuft vom höchsten Punkt des Kopfes senkrecht hinunter zum Fußpunkt „Sprudelnde Quelle“, bzw. zur Verbindungslinie zwischen den beiden Punkten.

8.

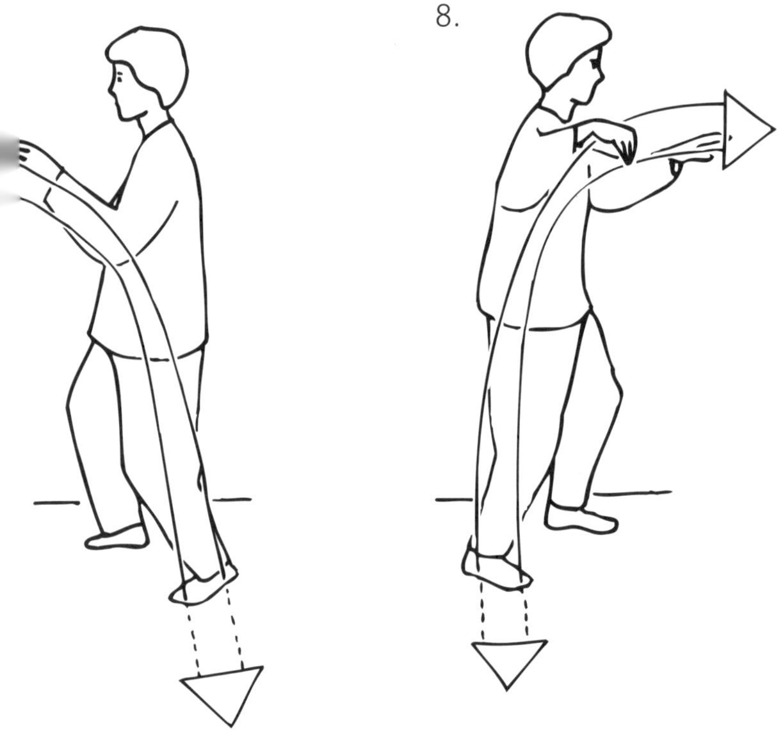

AUFSTEIGENDE ENERGIE UND VERWURZELUNG

Je mehr überflüssige Muskelspannung losgelassen werden kann und damit die Kunst des Sinkens angewendet wird desto tiefer wird die Verwurzelung nach unten sein.
Nach dem T'ai Chi-Prinzip der sich ergänzenden Gegensätze steigt dadurch gleichzeitig die Erdenergie, wird vom Körper aufgenommen und entsprechend weitergeleitet. Da diese Bewegungen vor allem durch Loslassen und aus der Aufmerksamkeit des Geistes entstehen, sind sie für Anfänger zunächst nicht leicht nachzuvollziehen. Versuchen Sie auch hier, nicht zuviel zu denken und zu steuern, sondern richten Sie Ihr Bewußtsein auf ein sanftes, gelassenes Sinken. So kann der dadurch entstehende „Druck“ tief unter den Füßen von selbst nach oben fließen.

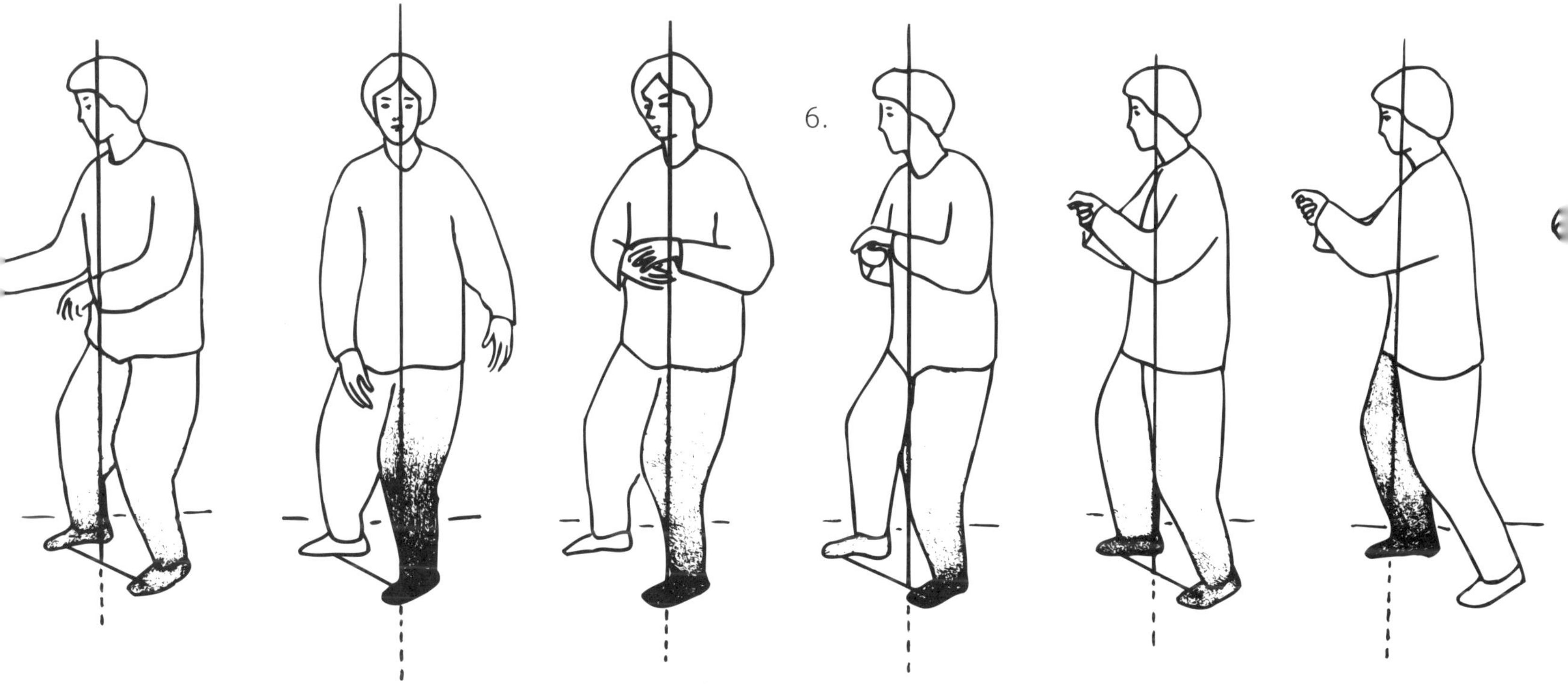
6.

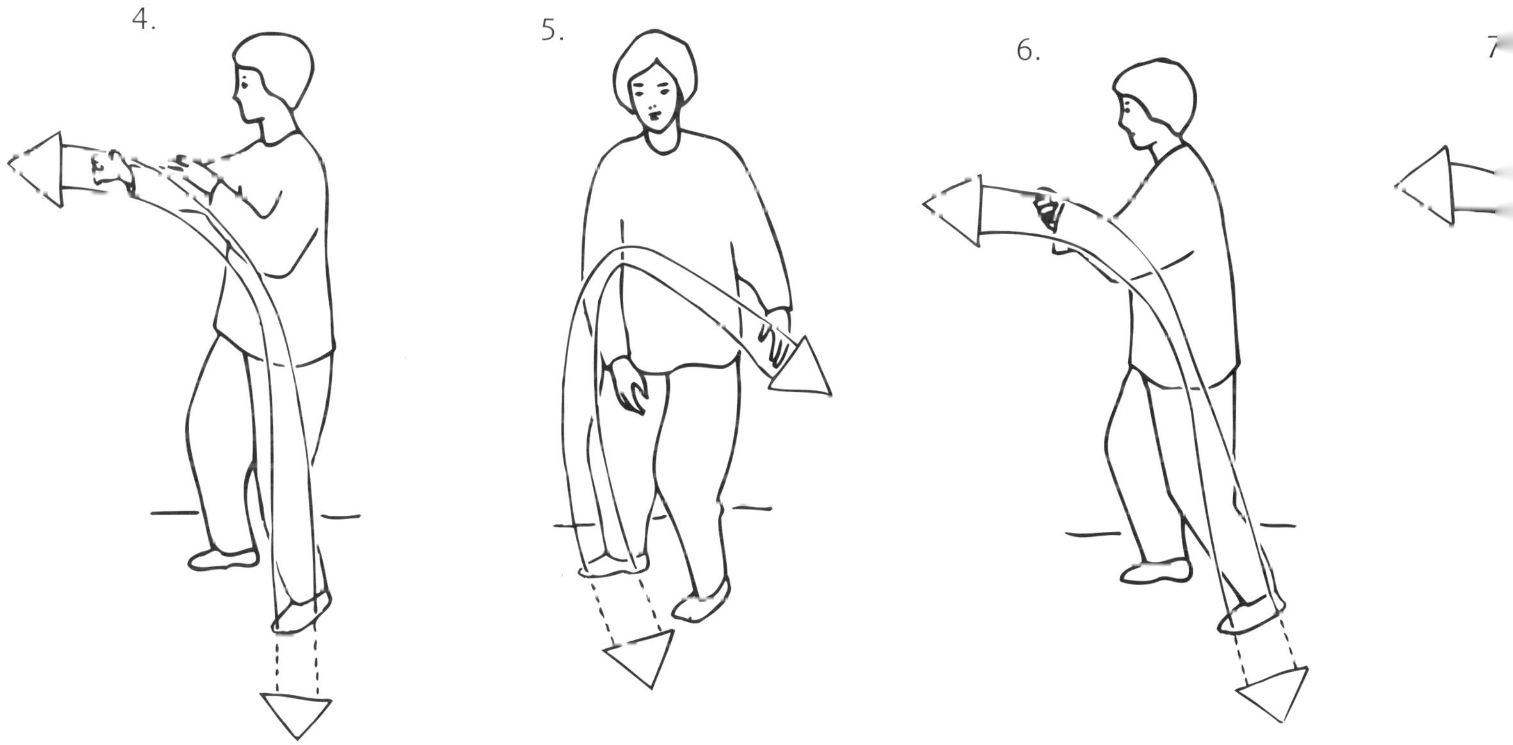
4.
5.
6.

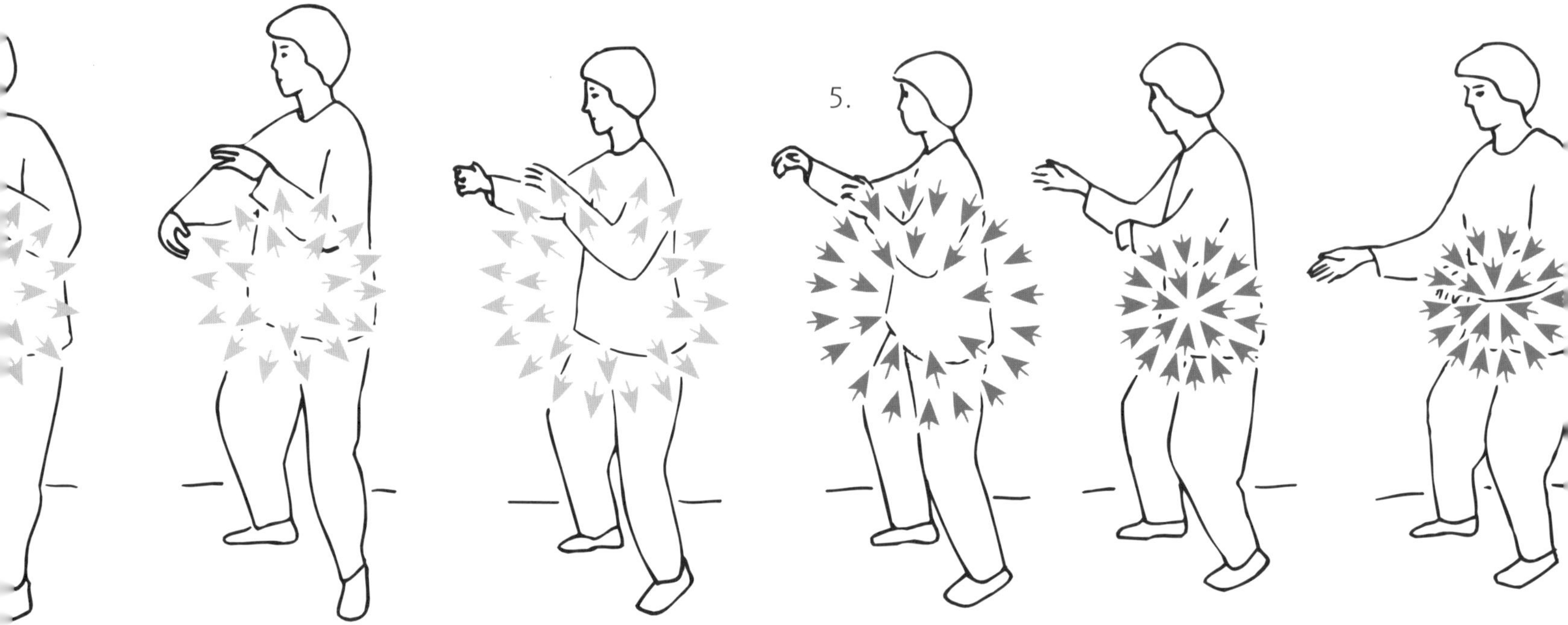
5.

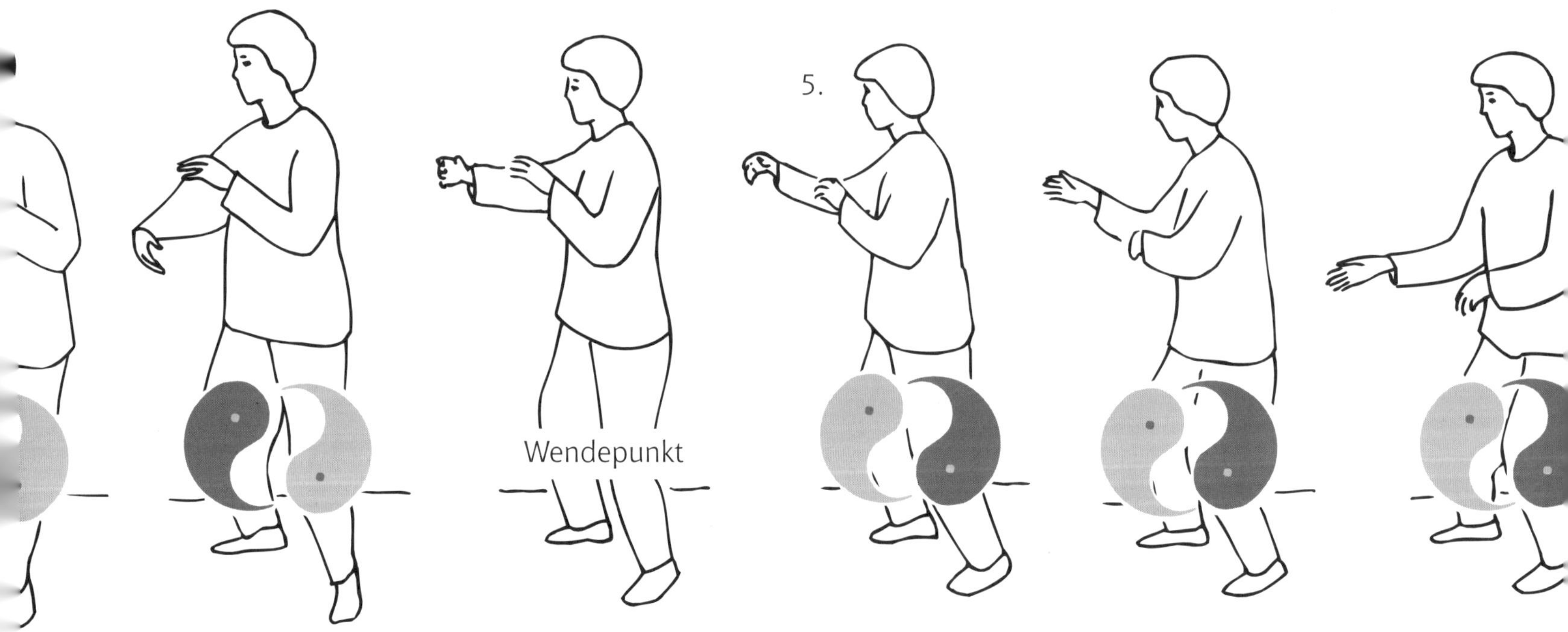
5.
Wendepunkt

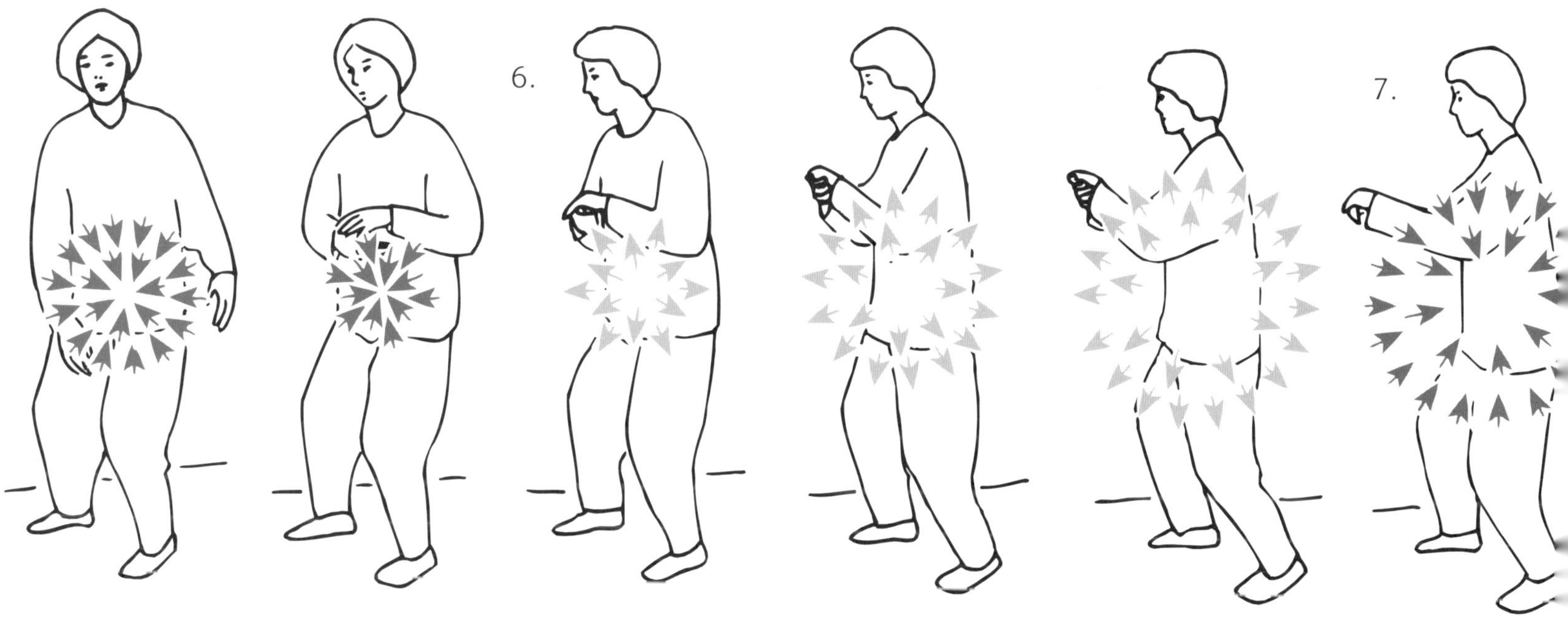
6.
7.

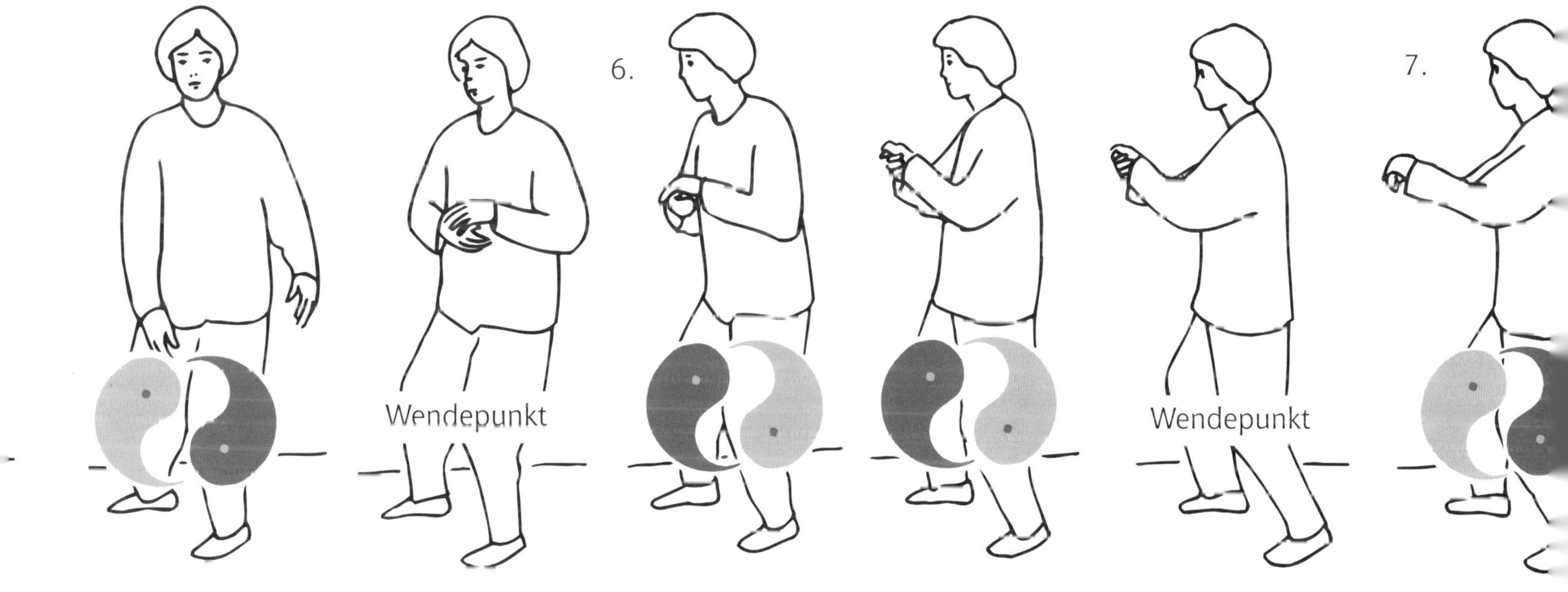
Wendepunkt
6.
Wendepunkt
7.

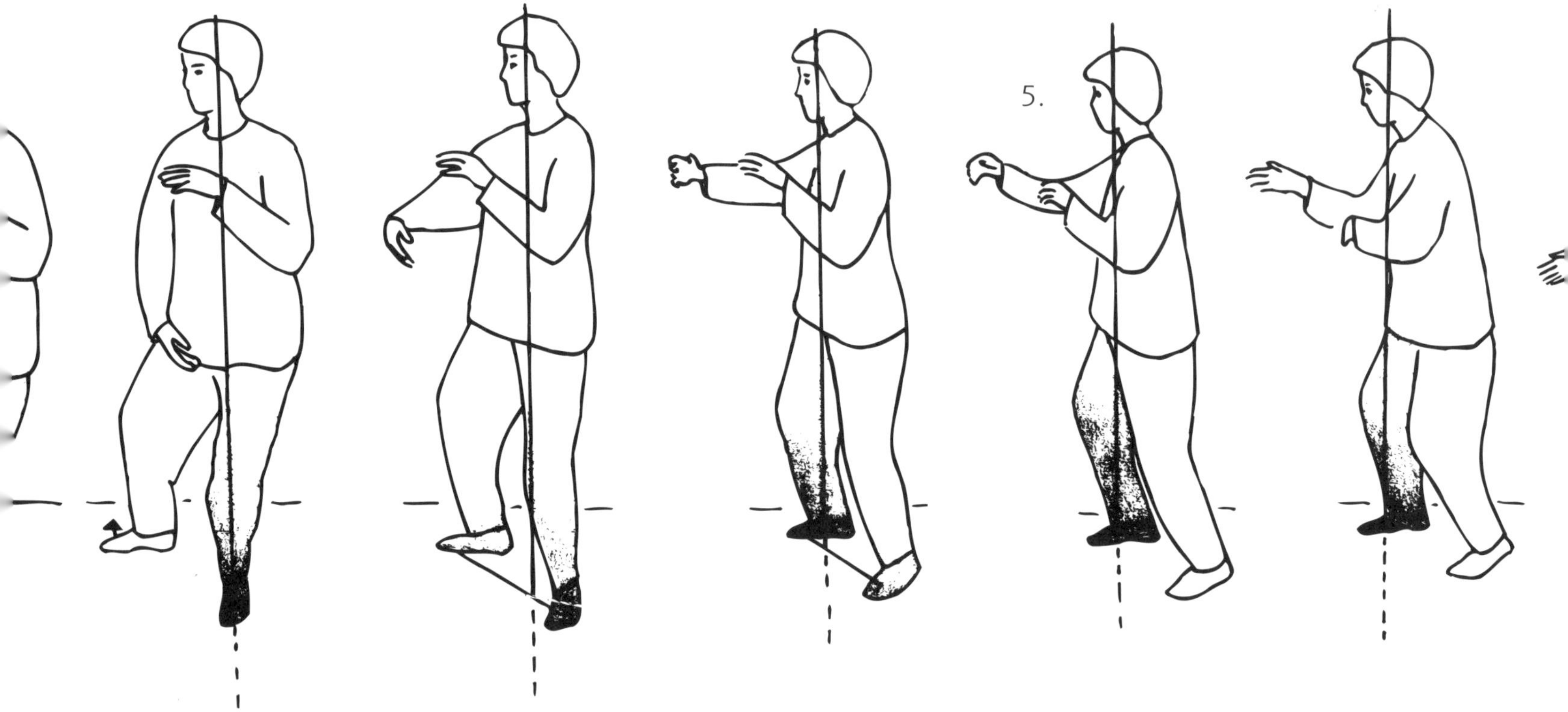

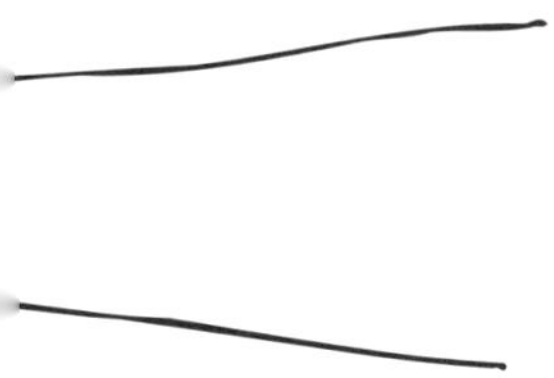

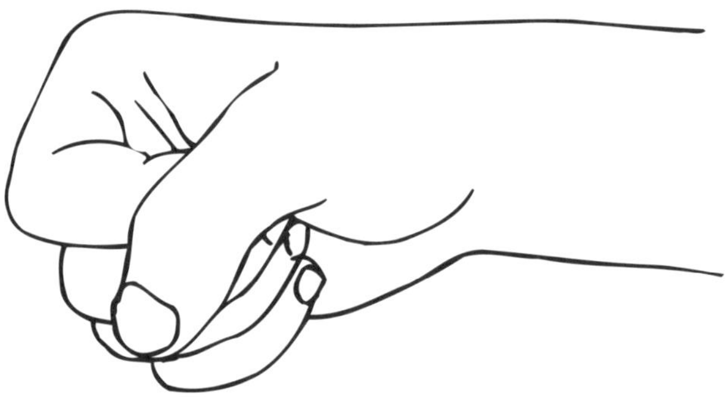

3.

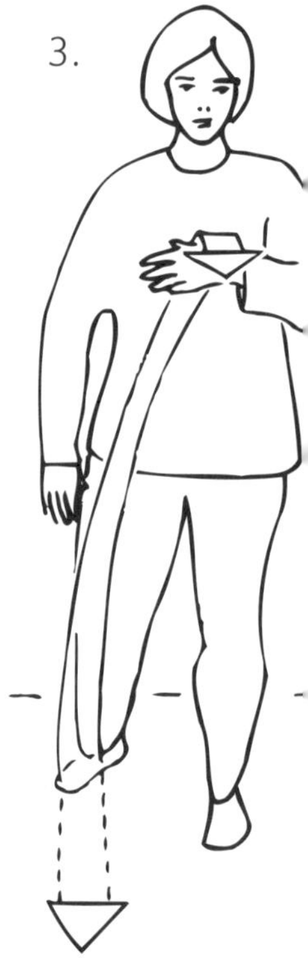

T'AI CHI - FAUST

Die Faust umschließt locker einen kleinen Leerraum, der Daumen liegt lose auf dem 2. Glied des Mittelfingers.

.ND

he (8.) werden zen der rechten nengeführt, die ach unten.

4. Fasse den Vogel beim Schwanz, Abwehr nach rechts
Grasp Sparrow's Tail, Ward-off, Right

5. Fa
Gr

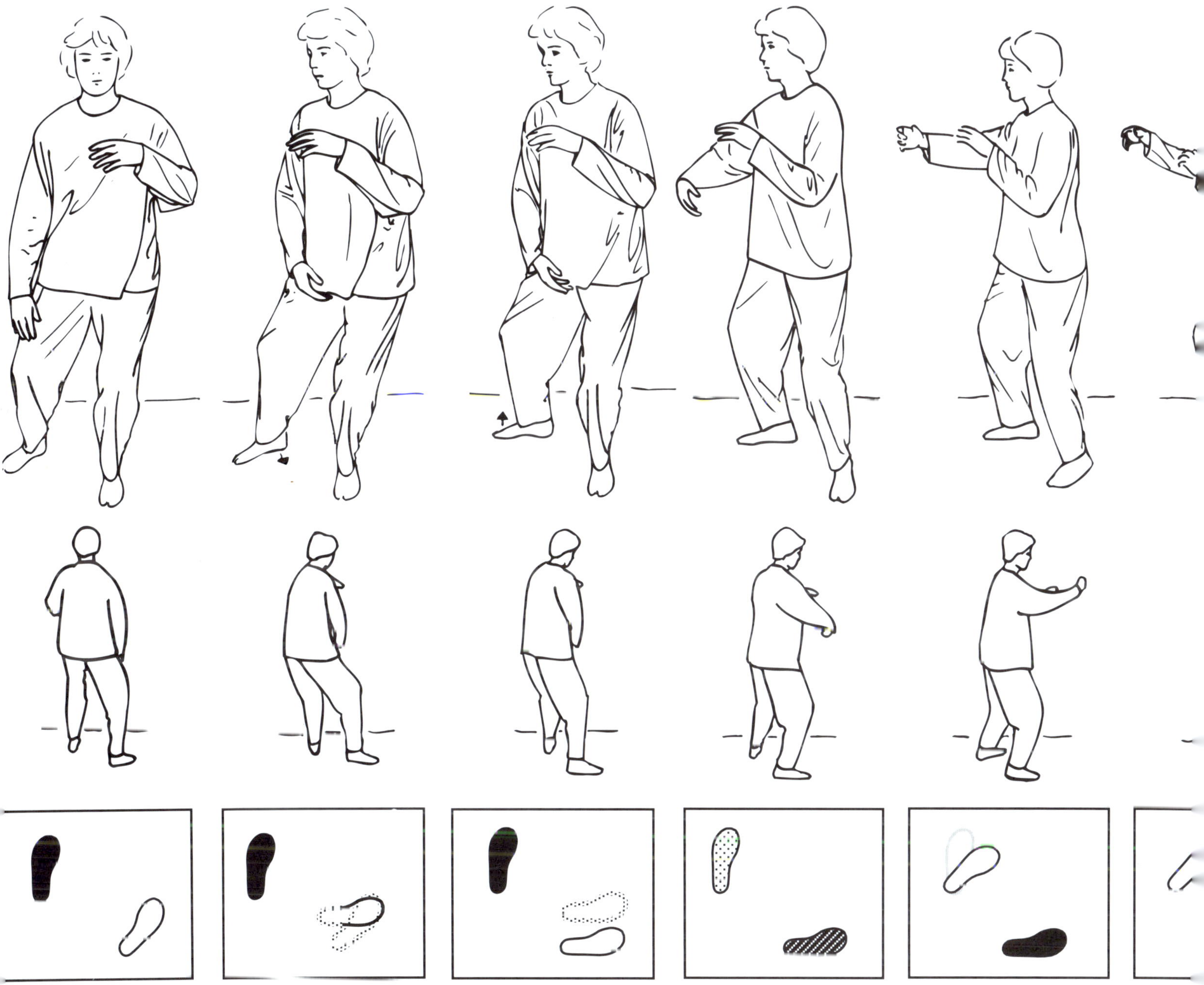

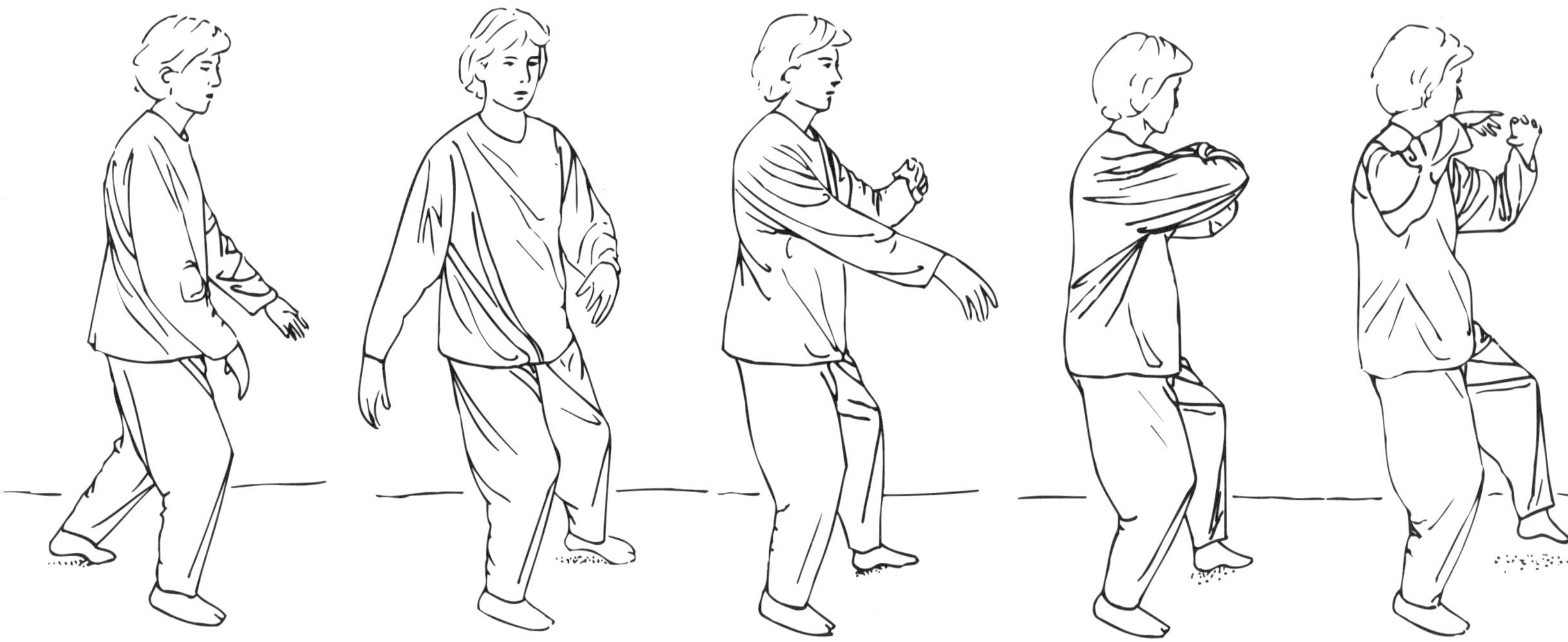

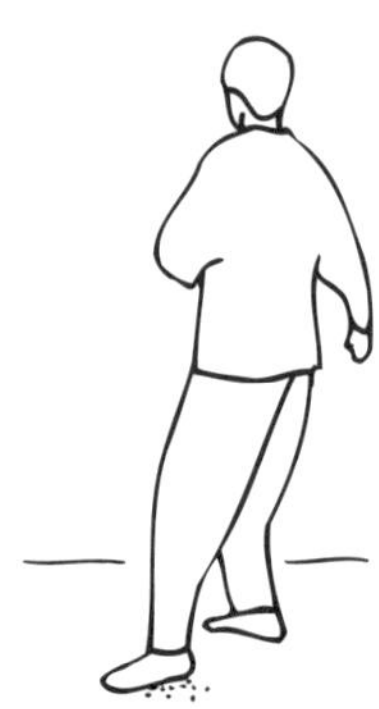

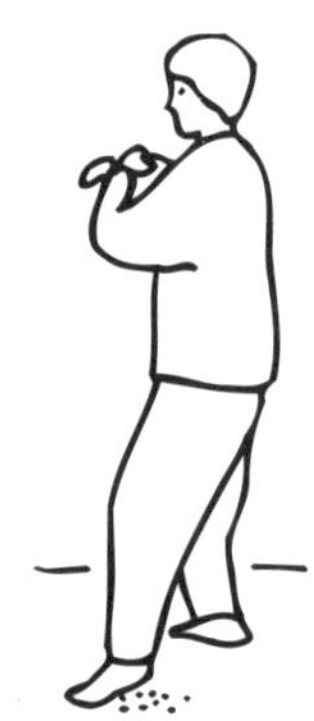

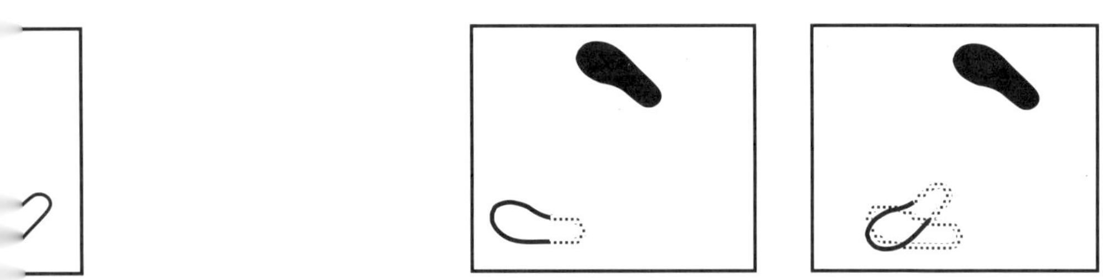

25. Goldener Hahn steht auf einem Bein, rechts
Golden Cock Stands on One Leg, Right

26. Goldener Hahn steht auf einem Bein, links
Golden Cock Stands on One Leg, Left

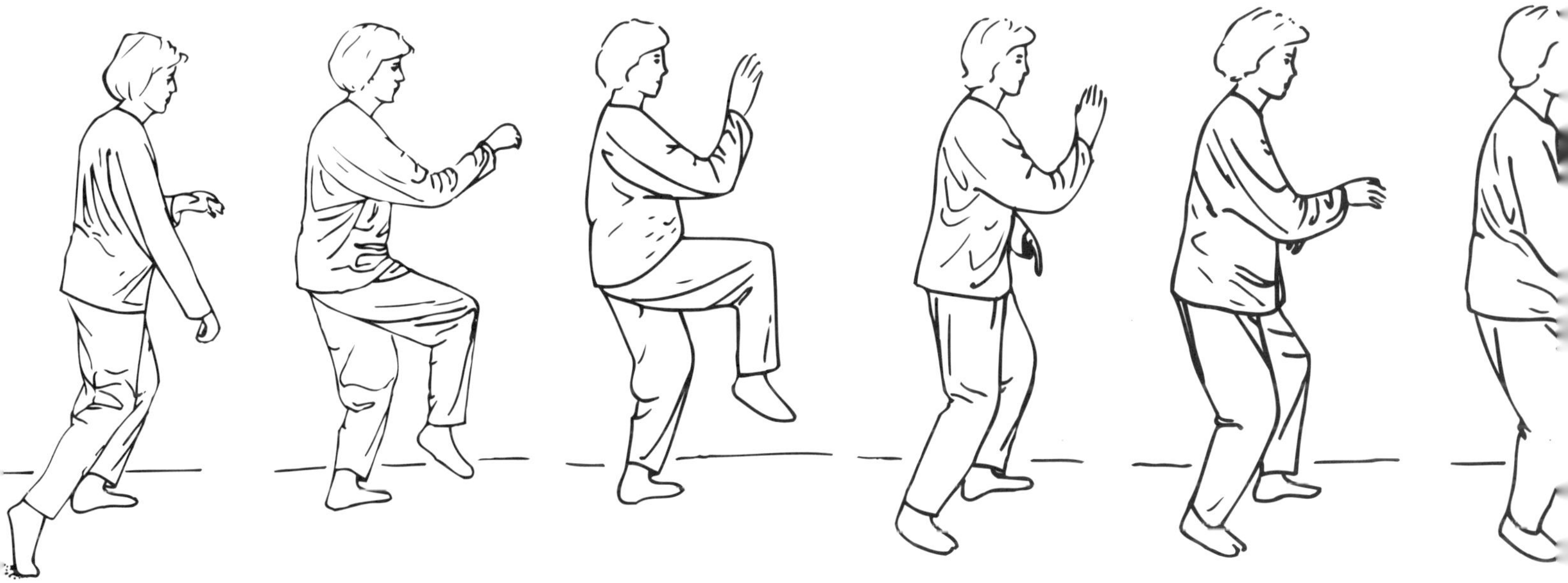

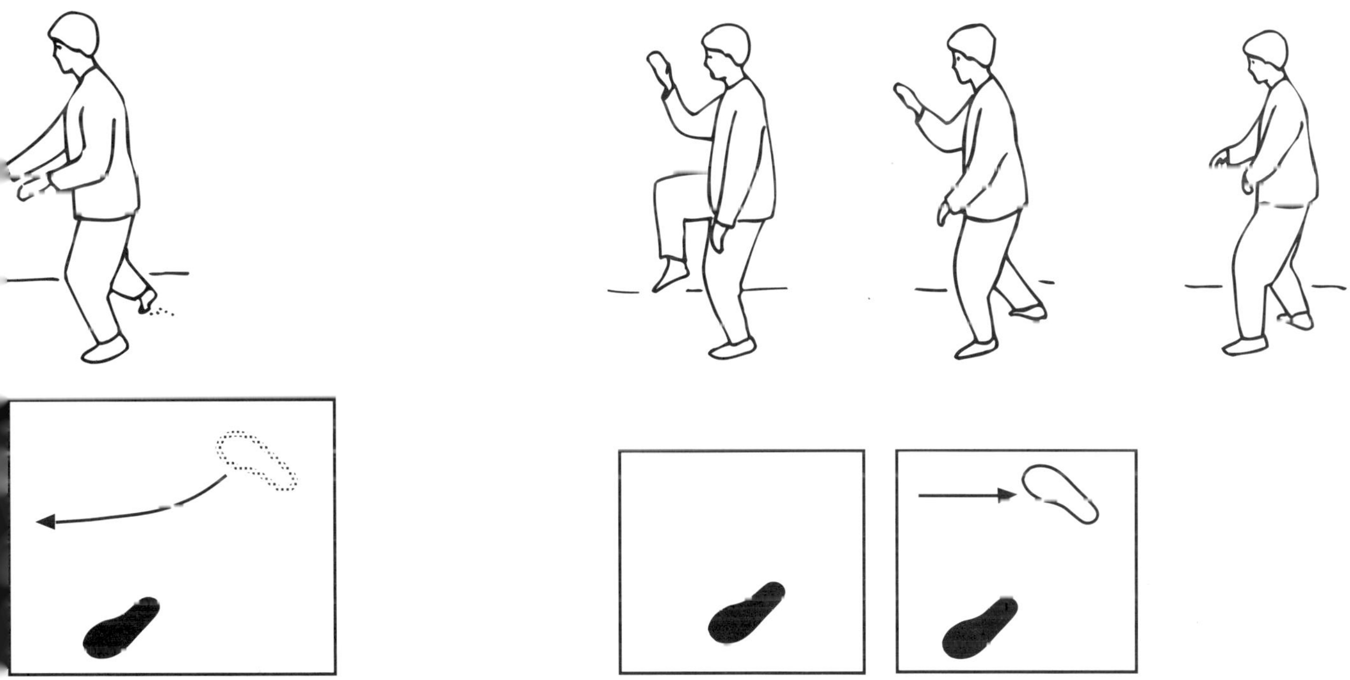

eitsche – Single Whip

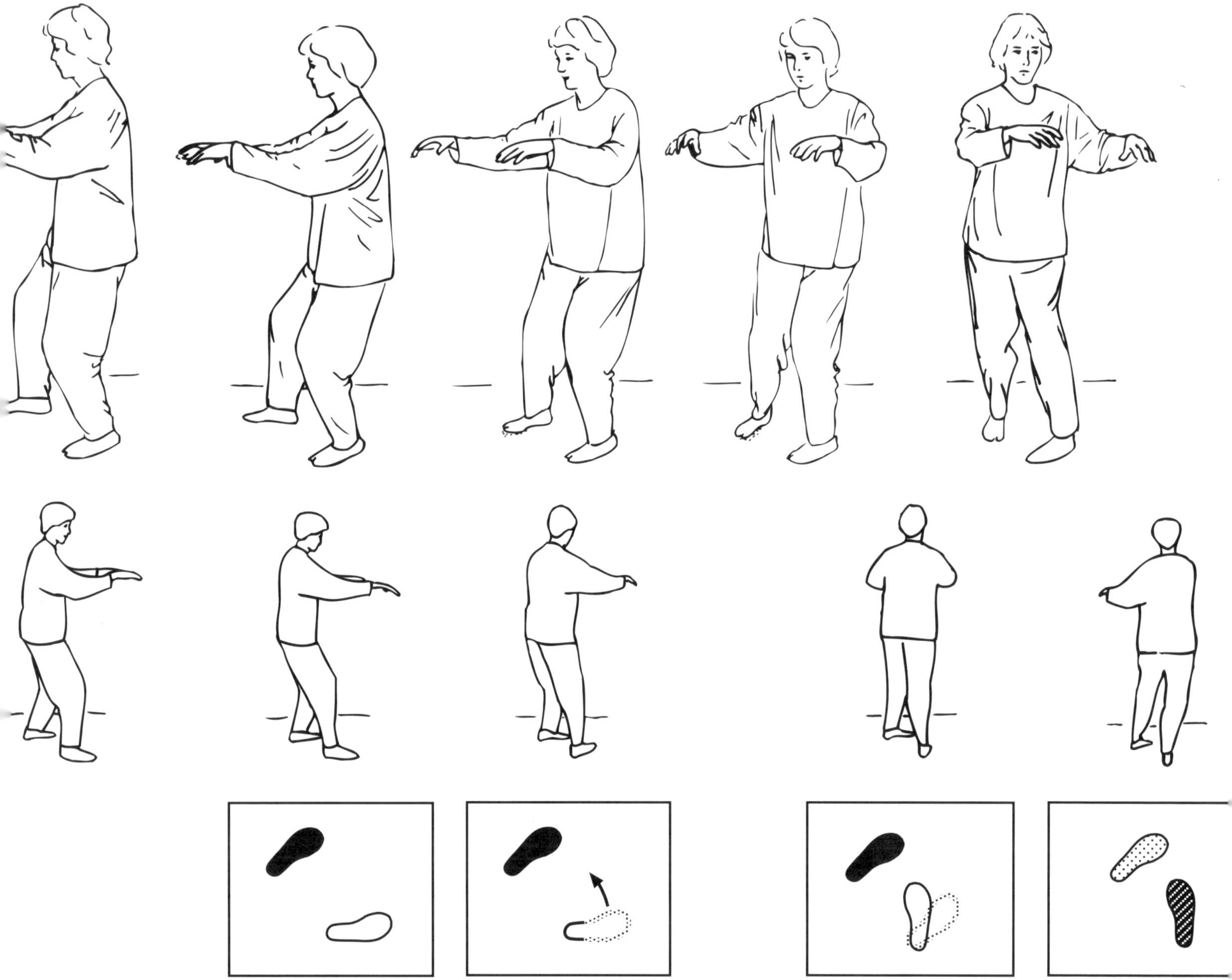

7. Fasse den Vogel beim Schwanz, Stoßen
Grasp Sparrow's Tail, Push

8.

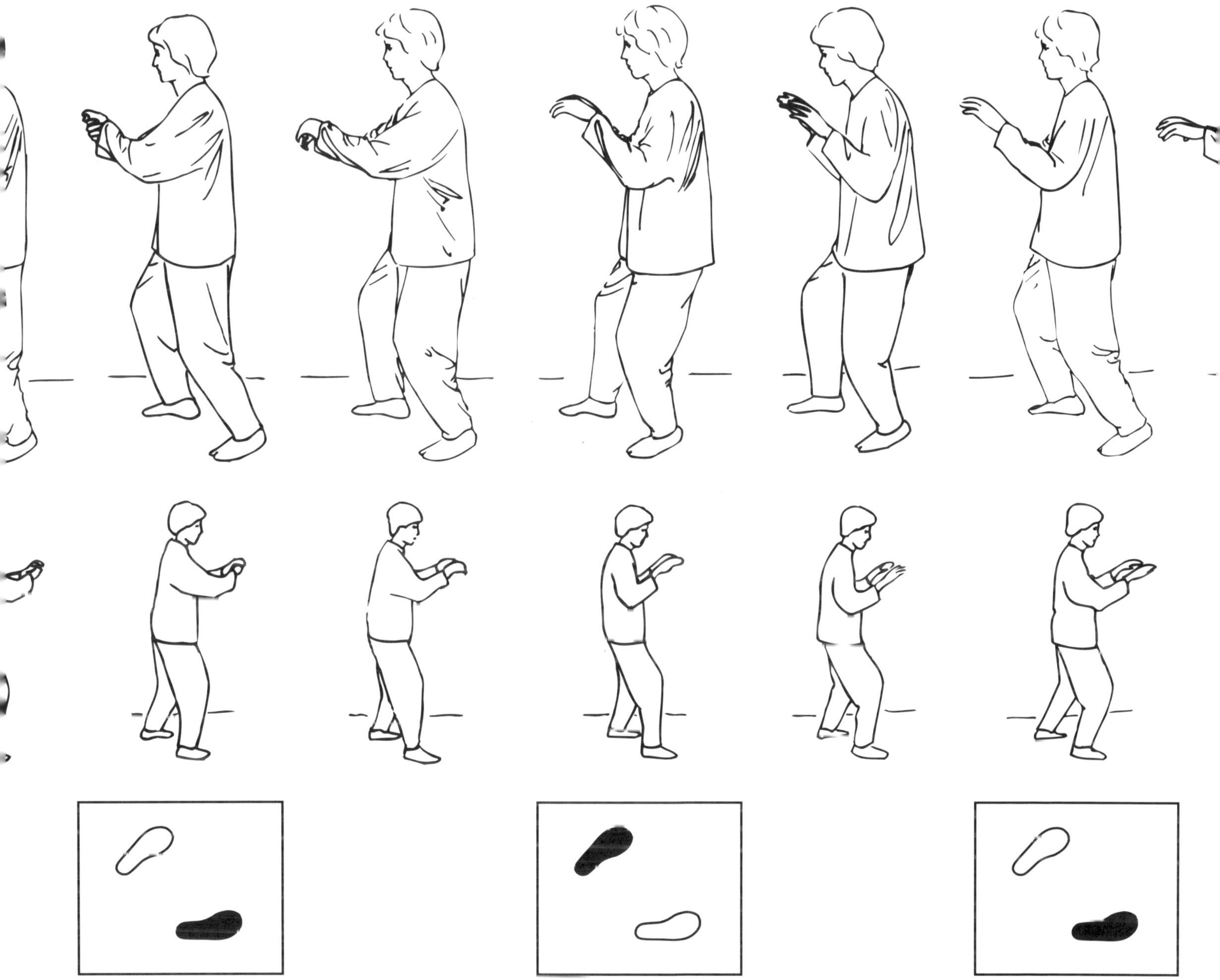

27. Rechten Fuß heben – Separate Right Foot

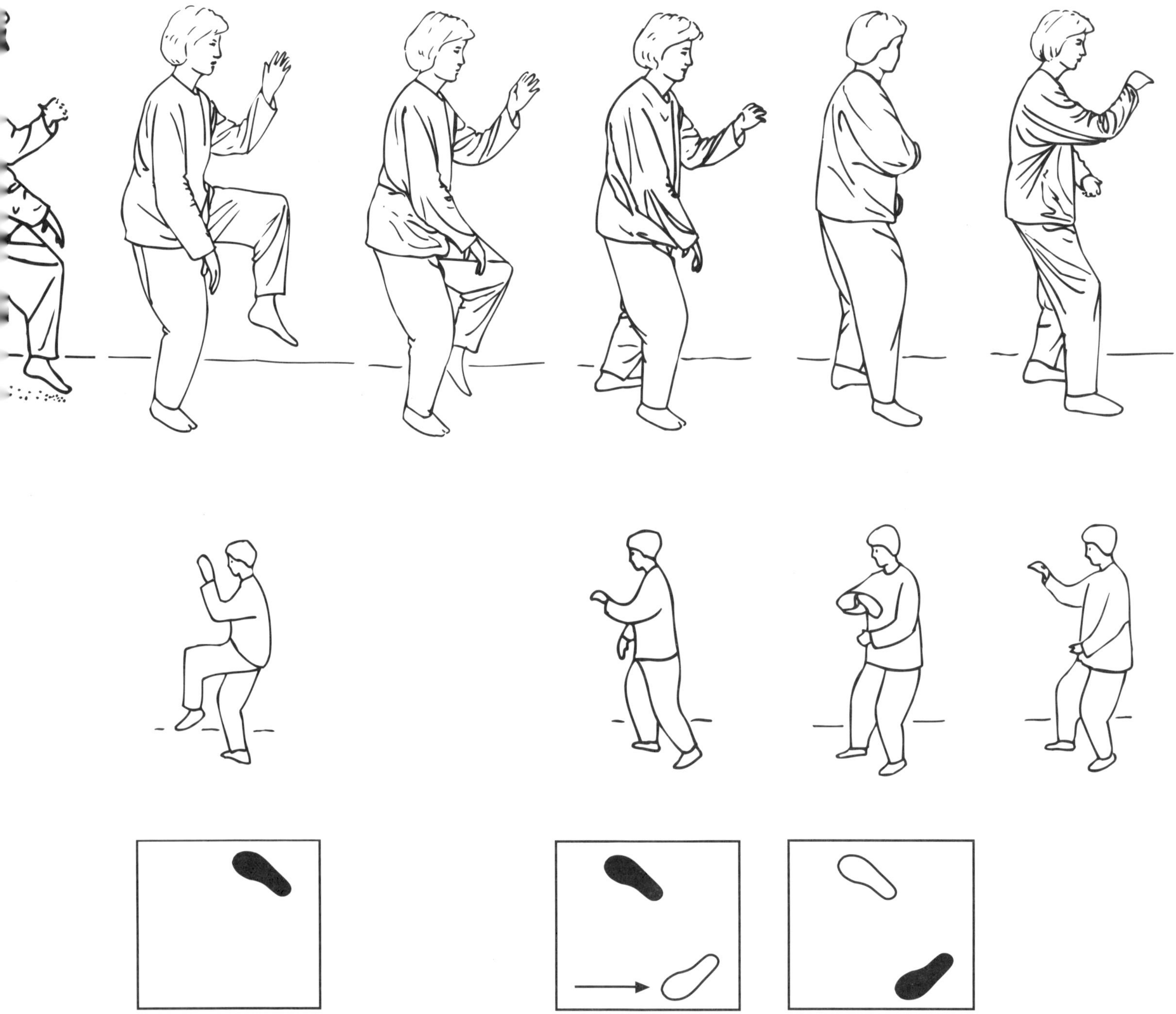

28. Linken Fuß heben – Separate Left Foot

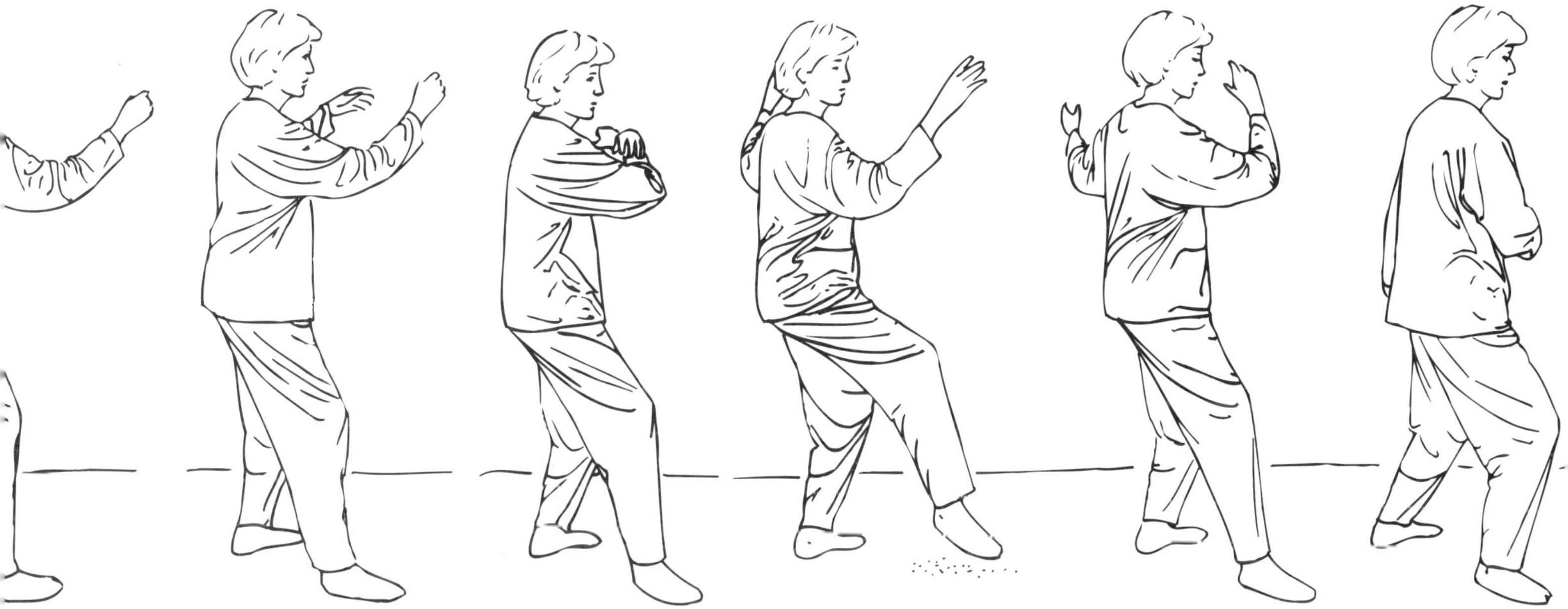

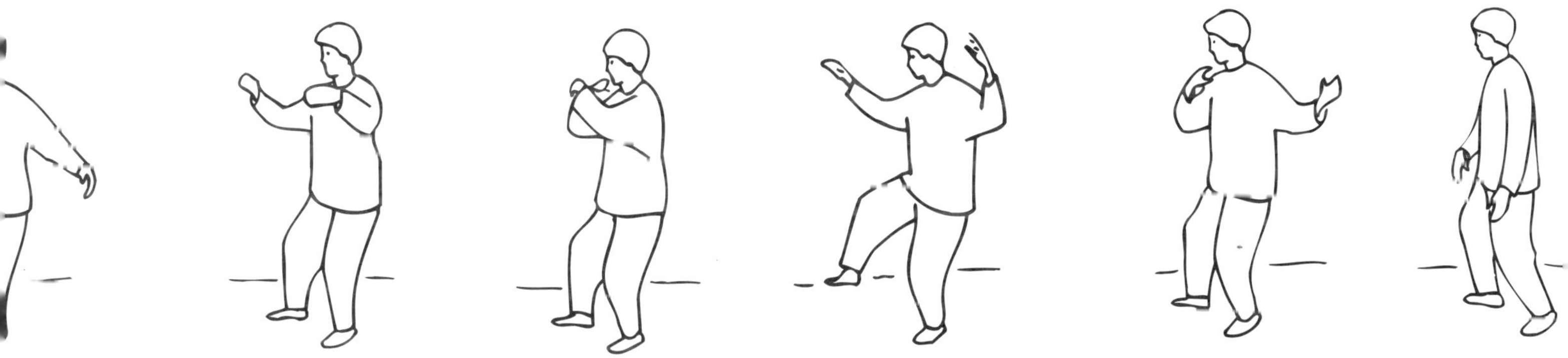

den Verlust investieren!

Cheng Man-ch'ing

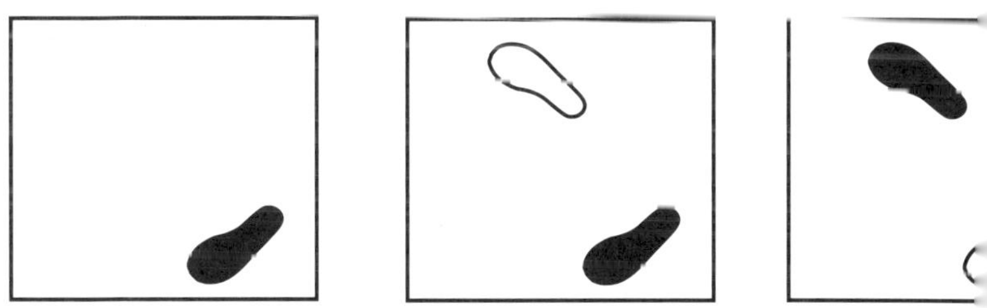

: den Vogel beim Schwanz, Zurückrollen
p Sparrow's Tail, Rollback

6. Fasse den Vogel beim Schwanz, Drücke
Grasp Sparrow's Tail, Press

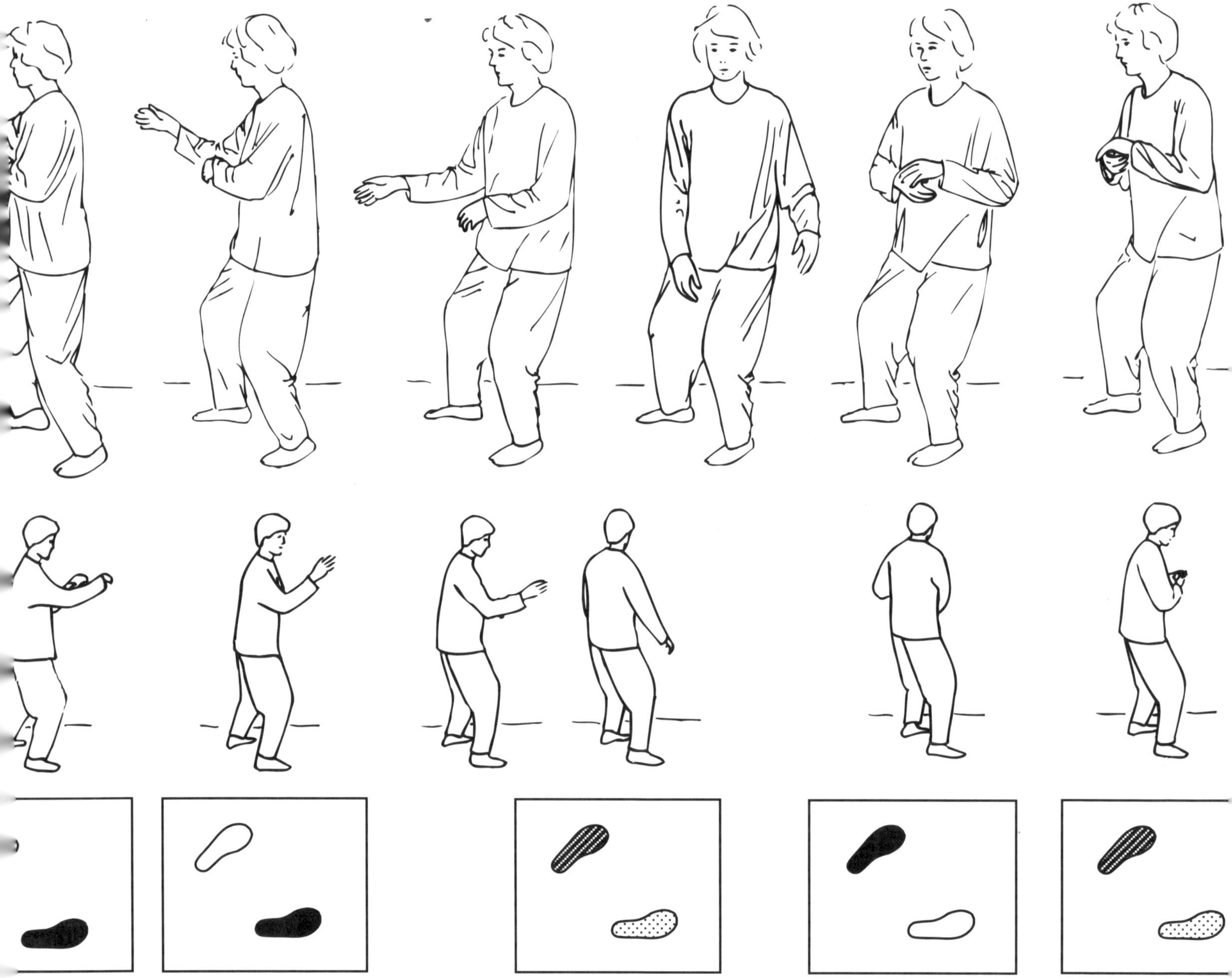

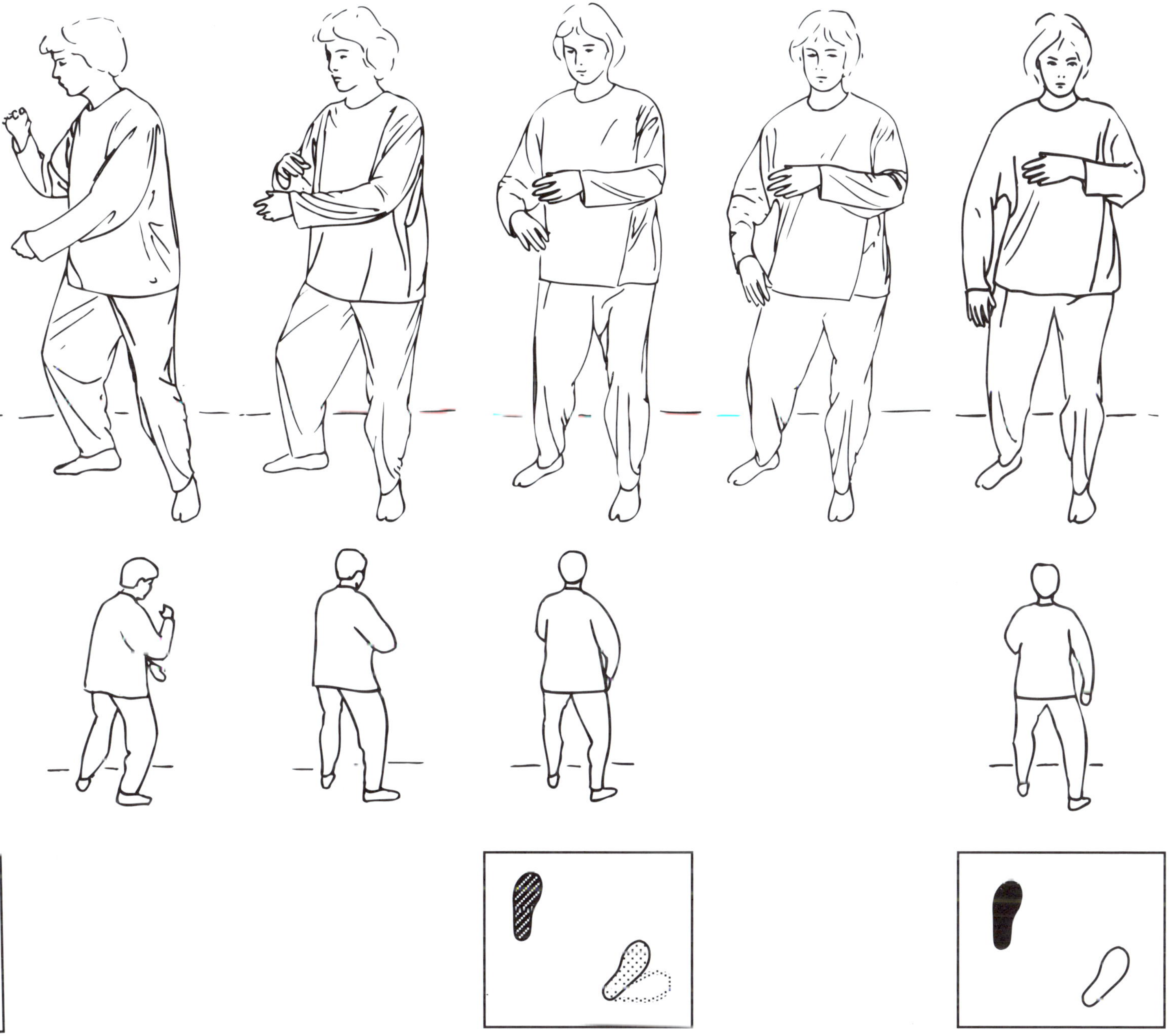

1

Wolkenhände, rechts, (Wiederholung 22.)

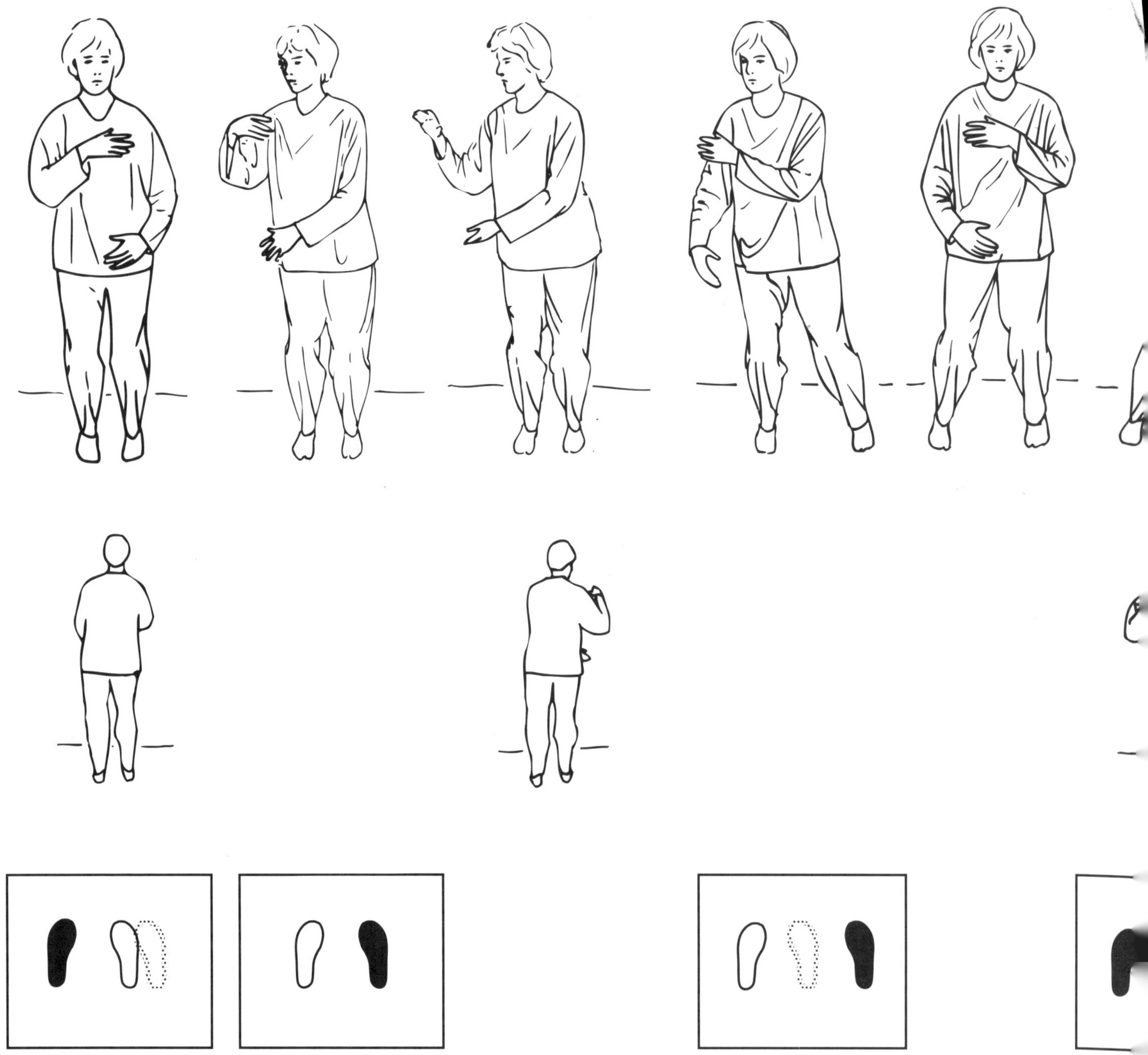